# 常见病小偏方：疼痛全扫光

卢晟晔　主编

天津出版传媒集团
天津科学技术出版社

### 图书在版编目（CIP）数据

常见病小偏方：疼痛全扫光 / 卢晟晔主编 . —天津：天津科学技术出版社，2014.1（2024.1 重印）
ISBN 978-7-5308-8489-8

Ⅰ . ①常… Ⅱ . ①卢… Ⅲ . ①疼痛—常见病—土方—汇编 Ⅳ . ① R289.2

中国版本图书馆 CIP 数据核字（2013）第 270373 号

---

常见病小偏方：疼痛全扫光
CHANGJIANBING XIAOPIANFANG: TENGTONG QUANSAOGUANG

责任编辑：梁　旭
责任印制：王品乾

| | |
|---|---|
| 出　　版： | 天津出版传媒集团　天津科学技术出版社 |
| 地　　址： | 天津市和平区西康路35号 |
| 邮　　编： | 300051 |
| 电　　话： | （022）23332369（编辑室） |
| 网　　址： | www.tjkjcbs.com.cn |
| 发　　行： | 新华书店经销 |
| 印　　刷： | 三河市天润建兴印务有限公司 |

---

开本 710×1000　1/16　印张 13　字数 160 000
2024 年 1 月第 1 版第 2 次印刷
定价：49.80 元

# 前言 PREFACE

从古至今,中国民间流传的验方、偏方甚多,有关于偏方的著作也极为丰富,本书所列偏方取自民间与临床研究,而且删繁就简,与生活息息相关。"是药三分毒",所以很多患者对于药物治疗比较排斥。

本书在编写的过程中,经过多次考证、查阅,对中国民间偏方的临床效果进行反复筛选、甄别,得出一个观点:在急救与外科领域,小偏方虽然有不足之处,但是对于一些慢性疾病,小偏方的效果更为显著和安全。并且是将食疗与药疗相结合,更容易被广大群众所接受。虽然方法看似简单,但对某些病症却有独特的疗效。本书所讲述的小偏方在临床实践中取得了非常好的效果,而且贴近生活,更为实用。这本书上所记录的小偏方具有一定的经济价值,采集、制作和服用,均能因时变化,简便可行。

这些源于民间的土方、偏方和验方的历史有很多已经非常久远,为实践所证。其疗法独特、疗效显著,基本没有副作用,非常适合居家使用。这些方子很好地将民间医学与中医学相结合,用到的材料很多都是我们日常生活中可以见到的食物，不仅易于获取，还便于制作和服用，非常贴近大众。

本书非常适合慢性病或者初病的患者，对于突发的急症、重症，编者建议患者接受专业医师的诊治，以免耽误疾病的治疗。基于对广大读者负责任的态度，尤其需要注意的是，书中所写的小偏方并非适合所有人群，也就是说，有些偏方在一些人身上会有效，在另外一些人身上可能看不到效果。总之，要尊重个体生理和病理的差异性，患者在采纳的时候，可斟酌自身的条件使用。

# 目录 CONTENT

### 第一章
### 日常疼痛不要慌，小偏方轻松搞定

缓解牙疼，就用花椒白酒 / 002

缓解腰肌劳损的疼痛，韭菜加冰糖 / 007

意外小烫伤，冰水加糖浆 / 009

让你的足跟吃点醋，疼痛自然消 / 011

饭后揉肚子，轻松搞定心绞痛 / 013

在肚脐眼上找药，治疗晕船晕车 / 015

第二章

## 小偏方，帮你解决好"面子"问题

青春痘不再来，常喝萝卜红枣汤 / 018

白发再变黑，就吃黑芝麻 / 020

口臭惹人烦，黄连帮你忙 / 022

陈醋、洋葱洗洗头，轻松搞定头屑 / 024

陈皮山楂是祛除黄褐斑的灵药 / 026

湿疹不要愁，黄瓜皮的能力不能小瞧 / 028

去除油腻的天然化妆水——淘米水 / 030

不是唇膏而是眼药膏，嘴唇干燥更有效 / 031

做一个葡萄面膜，就针对毛孔粗大 / 033

第三章

## 常见小偏方，让你轻松"过五官"

口腔溃疡不吃药，木耳、山楂效果好 / 036

鼻窦炎，你没试过的方法 / 038

眼疲劳，轻松解决 / 041

老年斑，番茄祛斑快 / 042

葱花木耳，让你听得更清楚 / 044

金银菊花茶，中耳炎患者的最佳饮品 / 045

喝些胖大海，解除慢性咽炎的困扰 / 047

长了针眼，就用金银花消炎 / 049

野菊花洗洗眼，缓解你的红眼病 / 050

## 第四章
## 养好内脏，小偏方轻松搞定"内部问题"

拉肚子不用愁，米汤加点盐 / 054

护肝养肝不吃药，只需一点点甘草 / 055

治疗消化道溃疡的小药方 / 057

解决胃病，品尝这个美味 / 059

便秘了，可以尝试用桃仁 / 061

防治冠心病，日常蔬菜显神通 / 063

缺铁性贫血，你意想不到的方法 / 066

第五章

## 轻松解决外伤问题的小偏方

坚持小动作,帮你治腰痛 / 070

鸡蛋膜、鱼肝油也是药 / 072

有刺仙人掌,帮你消消肿 / 073

一个小动作,治疗手指关节炎 / 074

抽筋不要慌,芍药甘草汤 / 075

调整枕头,缓解腰椎间盘突出 / 077

小扭伤、消肿就用仙人掌 / 079

有束缚,缓解下肢静脉曲张 / 081

"闪腰"了吗? / 083

电吹风和粗盐袋,让你意想不到的搭配 / 085

第六章

## 女性常见问题的小偏方

原发性痛经,就吃维生素 E / 088

敲敲打打，就通经 / 089

月经若过量，艾灸大脚趾 / 091

阴道炎，就用这个方法 / 093

可以治疗慢性盆腔炎的小动作 / 094

下身瘙痒，洗洗更健康 / 096

白带异常、外阴瘙痒，就用这些中草药 / 098

缓解妊娠呕吐，那就吃点姜 / 099

第七章

## 帮助女性度过孕期的小偏方

妊娠期感冒，吃点安全的中草药 / 102

流产别流血，你不知道的止血法 / 104

麦芽的作用你并不知道 / 106

水煮花生根，帮你治疗习惯性流产 / 108

喝着一碗粥，就是针对怀孕呕吐 / 110

花生、红枣炖鸡蛋，性价比最高的安胎药 / 112

第八章

# 男性小偏方，轻松搞定难言之隐

让男人重振雄风，丹参红花酒 / 116

解酒有良方，让你千杯不醉 / 118

做点保健操，早泄别灰心 / 120

杜仲炖猪腰，肾虚腰酸全不见 / 122

多喝山楂水，治疗慢性前列腺炎 / 123

益肾壮阳，就多吃生蚝 / 125

老年人，学一学减缓性功能衰退的方法 / 127

第九章

# 准妈妈护理良方

孕期身上瘙痒，切记乱用药 / 130

巧用橄榄油，帮你解决妊娠纹 / 132

孕期乳房护理，按摩清洗最重要 / 134

孕期肌肤缺水，自制面膜帮你忙 / 136

孕期，教你如何去掉小痘痘 / 139

减少黄褐斑，从饮食开始 / 141

怀孕贫血，木耳帮您忙 / 143

小便不通，试试这一招 / 146

煮点花生叶，准妈妈的安眠药 / 147

孕期腰酸背痛怎么办，不如站一站 / 150

孕期痔疮最烦人，洗浴除烦恼 / 152

## 第十章
**老年人常见疾病的小偏方**

每天含一片西洋参，低血压的福音 / 156

总是失眠，赶紧用交泰丸敷肚脐 / 157

小便失禁，药酒帮你忙 / 160

鸭肫山药粥，帮您止咳嗽 / 162

冬天鼻子总干燥，试试鱼肝油 / 164

糖尿病胃轻瘫，这里有良方 / 166

云南白药配蜂蜜，缓解卧床不起老人的褥疮 / 168

热毛巾法助您改善老花眼 / 169

自制固齿神方，让您牙口更棒 / 171

第十一章

## 简单材料,让你轻松无比

热毛巾擦背,帮你治疗失眠症 / 174

腋窝胸大肌是个很开心的地方 / 176

止咳良药,甜美的治疗法 / 178

有了牛奶、紫菜与大蒜,经前不烦不郁闷 / 180

敲击胸骨,提高自身的免疫力 / 182

有了甘麦大枣汤,你就少了很多烦恼 / 184

更年期综合征,吃点豆腐 / 187

心慌胸闷不再愁,鸡蛋黄烤油 / 189

精神紧张犯头痛,大蒜捣汁放入鼻内 / 191

大枣黑豆配黄芪,虚汗多汗全消失 / 193

第一章

日常疼痛不要慌，小偏方轻松搞定

## 缓解牙疼，就用花椒白酒

俗话说得好："牙痛不是病，痛起来真要命。"这句话可能会引起很多人的共鸣。

记得我有一次回老家探亲，与我一起的还有表哥。可能是因为上火的原因，表哥的牙突然疼了起来。他捂着腮帮子无奈地看着我，希望我这个做大夫的能够给他解决意见。

我让他将嘴张开，他并没有蛀牙，估计就是上火引起的牙龈炎。他是左边的牙痛，我就按住他右手的合谷穴。中医上对于合谷穴的概述是"面口合谷收"，面部和口腔的疾病可以通过合谷穴进行治疗。这样按揉了5分钟左右，表哥牙疼的症状明显改善。

不过，按揉合谷穴不过是临时抱佛脚，这个方法只是有止疼的效果，所以我要求他继续按住合谷穴，我自己去小卖店买了一些花椒和一瓶白酒。买回来后，我将大约10克的花椒放进茶碗里，然后往里面倒入半杯开水，用盘子扣上浸泡5分钟，然后又倒了大约一两多的白酒，然后将盘子继续扣住（主要是为了不让药挥发出去，以免降低药效），等水凉以后将花椒滤去，让表哥喝上一口。我在旁指导，方法如同早晨漱口一样，一会儿低头，一会儿仰头。如此这样做了十分钟，将嘴里的"药"吐掉，他惊喜地发现，完全没有疼痛的感觉了。

吃完晚饭之后我又让他这样做，每小时一次，睡觉之前总共做了三次。当晚表哥睡得非常香，晚上牙疼一点都没有发作。

这个方法能够取得这样的效果，起到主要作用的就是花椒。早在《神农本草经》上就有"花椒味辛、温，主治风邪气，温中，除寒痹，坚齿明目"的记载。同时，花椒有一定的麻醉功效，浓花椒水的麻醉功效甚至可以与普鲁卡因（一种麻醉药）等相媲美。不仅如此，花椒中还有消炎止痛、抑制局部炎症反应的成分，而且花椒中所含的挥发油对多种细菌、真菌有杀灭的效果，对牙龈炎之类的感染性牙病，还能够起到治本的效果。

可能大家会觉得，如果起到决定作用的是花椒，那么是否可以直接用花椒泡水，或者是用水煮？能否省掉白酒呢？我觉得还是应该选择白酒，因为白酒不仅仅能够消毒杀菌，酒中的乙醇还能将花椒中的成分最大程度溶解出来，以发挥最大效果。

牙痛的大多数原因是忽视口腔卫生而导致牙龈发炎。到医院进行治疗，基本上采用的方法就是抗菌、消炎、止疼。花椒白酒也可以取得同样的效果，所以这些对于一般的牙疼都是有显著功效的。但是，若是因为牙髓炎引起的牙痛，其根源在牙齿之中，含漱花椒白酒很难进入牙齿内部，这个方子的效果也降低了很多。

如果在家中一时找不到花椒和白酒，也可以选择用老陈醋进行漱口，有时候的牙疼并非是牙齿本身的原因，特别是老年人突然的牙疼，家属应该想到是因为心绞痛或是心肌梗死造成的。心脏缺血引起疼痛时，患者有时候胸口不会感觉到疼痛，而会觉察到牙痛、喉咙痛或者胳膊痛，鉴别起来非常的困难。因为心脏问题引起的牙疼，对牙齿的局部消毒是没有作用的，这种情况要及时入院治疗。治疗脚气，轻松窍门脚气也可以称作脚癣，一般来说，发病的主要原因就是脚部经常处在潮湿的状态，从而被一些真菌感染。发病的时候脚部会异常痛痒，有些人还会发生溃烂，甚至影响正常的行走。同时，脚气是可以传染的，这样就会给身边的人带来麻烦。

我有一个朋友就患有脚气，已经很多年了。他从小的时候开始就在乡下生活，因为劳作，脚也常年泡在水中，因此在脚板上生了一层厚厚的角质，用热水跑过了之后，可以刮下一层皮。在家里，农田里的活都是朋友一个人在做，因此他很少有休息的时间，大部分的时间都是在劳作。后来，他脚板上的皮肤越来越粗糙，甚至连脚趾上的皮肤也变得非常粗糙。尤其是在夏天的时候，他的脚趾中间还会生出很多的水泡，破了之后，里面就会溃烂，又疼又痒。冬天的时候气候变得很干燥，他的脚上就会出现脱皮的现象，有时候皮肤还会裂开。

脚气产生的根本原因就是真菌感染。一般来说，如果去医院治疗脚气，医生一般都会开很多的西药。例如达克宁，治疗脚气一抹就好，但是一旦停用，经常会复发，就像我朋友，已经用了很多的达克宁，但是一直不能去根。直到我给他介绍了一个偏方，他的脚气才根治。

这个偏方的材料并不是很名贵的药材，相反，用料非常的普通，具体做法是这样的：2片生姜，1两食用盐，一起放在锅中，然后放入适量的清水，煮沸，十分钟后倒在盆中，自然冷却到脚可以适应的温度，倒入2两陈醋，然后泡30分钟。坚持3～7次，脚气就可以完全治好，但是想让自己的脚面恢复光泽，那就需要一两周的时间了。若是让脚气根除，那么最好是坚持一个月。

就这样朋友每天都会煮上一大壶生姜水，在睡觉前泡泡脚，然后用剪刀将脚上的厚厚的皮刮掉一层。没过多久，他的脚就不再溃烂发痒，渐渐恢复了正常。同时我还叮嘱他，每次下地干活的时候都要穿上胶鞋，这样可以有效地保护自己的双脚，以免再次出现问题。

这几年，我将这个偏方介绍给了很多的脚气患者，他们一般都会泡上十天半个月。这个方子中的三种材料具有一定的杀菌作用，但这三种材料单独使用的时候效果并不是很好，放在一起使用就会有杀菌的效果。最好连泡1个月以上，这是因为这些脚上的真菌不能够在短时间内清除，有些真菌还会在脚趾缝中生存，这些存在于脚趾缝中的真菌就是脚气反复发作的主要原因。

同时，治疗脚气需要耐心，当你觉得自己的脚气看上去似乎已经好了，那也要坚持泡上一个月，因为这样才能根治。

另外，这个偏方还能治疗脚臭的问题。因为产生脚臭的原因是，脚上存在细菌，并且脚部容易出汗，这些细菌将脚部的汗液分解，就会有脚臭。

俗话说："罗马不是一日建成的。"脚气也不是一天就能够形成的，若是您也被脚气的毛病折磨着，那就快使用这个偏方吧。嗓子疼，看看西瓜皮的作用。

咽喉疼痛是指咽喉局部炎症而导致的疼痛现象，是咽喉疾病比较常见的病症。通常来说，急、慢性咽炎，急、慢性扁桃体炎，急、慢性喉炎以及咽部脓肿等病症都会出现咽喉疼痛的症状。

一年夏天，我妻子的哥哥到家里来做客，他因为嗓子发炎而不能讲话，十分痛苦。从现代医学的角度来讲，疲劳、着凉、受化学气体或粉尘的刺激、吸烟过度等都会引起免疫力下降，容易促其发病。我于是对我的妻子进行询问，她告诉我，她哥哥是软件工程师，平时经常加班熬夜，而且消耗了极大的脑力。前不久，她的哥哥升任了编程主管，任务非常急，对于工作质量也非常高，哥哥所承受的压力也格外大。但是她的哥哥脾气又非常急躁，因为上火而引起了咽喉炎。此外，哥哥还是一个老烟民了，尤其是晚上加班的时候，我妻子劝了几次他都不听，说是为了提神。

说完这些情况以后，我于是给哥哥开出了这样的方子：西瓜皮250克加水2碗煎至1碗，然后再放入少许的冰糖，冷服。西瓜是夏天解暑的最佳选择，《丹溪心法》之中有："治口疮甚者，用西瓜浆水，徐徐饮之"；而在《食物草本》中也提到西瓜可以"疗喉痹"。西瓜皮同样能够起到清热解暑的作用，对于缓解咽喉疼痛有非常良好的效果，现在市场上出售的西瓜霜就是以西瓜皮作为主要原料研制的。

冰糖的属性平温，可以起到化痰益气的作用，在《本经逢原》中记载："患口疳者，细嚼冰糖辄愈"，里面讲冰糖可以起到湿热凝滞的作用。又过了几天，我见到了哥哥，他的喉咙不再疼痛，说话已经没有大碍了。

因为西瓜在夏天的时候才会被经常食用，其他季节获取不易，我这里还有一个方子，一年四季都可以用。萝卜汁400毫升，生姜汁50毫升，白糖50克，放在一起搅拌均匀之后就可以食用。在《本草纲目》之中提到姜可以取到"驱邪避恶"的功效，能让气血更加的旺盛而祛除血毒；萝卜是止咳化痰的最佳选择，在《唐本草》称可以"去痰癖"，在《本草纲目》之中称可以"化积滞，解毒，散瘀血"，而白糖的功效就是生津润肺，将这三样放在一起服用，能够很好地缓解喉咙肿痛，祛除热毒。

如果咽喉疼痛的症状比较轻微，可以采用吃香油鸡蛋的治疗办法。打一个生鸡蛋，加入10克香油，搅拌均匀以后用温开水送服。在《本草纲目》之中提到，鸡蛋可以起到治疗"伏热，目赤，延后诸疾"，特别是鸡蛋清，性甘凉，利咽清肺，解毒祛热。一般来说，生鸡蛋清的润喉效果是最好的，但由于生鸡蛋之中有一些病菌与寄生虫，故而要将鸡蛋打散，用开水冲服。香油性甘平，也可以起到润燥减肥的功效，经常食用香油能够起到预防口腔疾病的作用，对咽喉起到非常好的保护作用。

为了抑制咽喉疼痛多发，平常的时候必需要注意饮食，多吃富含维生素 C 的水果蔬菜，以及富含胶原蛋白以及弹性蛋白的食物，如鱼、牛奶、猪蹄等，千万不要吃辛辣食物以及长时间抽烟喝酒。

冬、春是咽喉疼痛比较多发的季节，大家必须注意防寒保暖，经常开窗通风，尽量保持室内合理的温度与湿度。许多咽喉疼痛都是由原发病引起的，如鼻塞、伤风感冒、龋齿，因一旦有了感冒症状就应该及时治疗，不要胡乱吃药或是"硬扛"，否则会引起喉部的菌群失调，极容易造成第二次的感染。

## 缓解腰肌劳损的疼痛，韭菜加冰糖

腰肌劳损是指腰部肌肉、筋膜、韧带软组织的慢性损伤，较为常见的有腰骶关节炎、腰肌劳损、腰背筋膜炎、第三腰椎横突综合征等几个腰部病症的统称。现代人的工作压力非常巨大，长时间弯腰或是没有正确的坐姿，都极有可能造成腰部的损伤，露卧贪凉、汗出当风、风寒湿邪侵袭腰部等到会导致腰部痉挛、水肿、局部充血以及慢性无菌性炎症等。如果不注意休息调养，就会引起腰部的损伤，致使腰部隐痛，甚至是经常反复发作。

陈先生因为腰部问题前来就诊，经过询问病情之后了解到，他的腰骶关节四周总是胀痛，压痛点非常的明显，腰部现在直立都非常的困难，特别是在弯腰的时候，疼痛就会加剧，对陈先生的工作以及生活造成了很大的影响。在询问之中了解，陈先生在一家公司当文员，因为长时间使用电脑，总是保持一个坐姿，而且姿势非常不正确，以至于腰部受到了损伤，长此以往，就造成了腰肌劳损。此外，因为夏季炎热，公司的空调很少关上，所以腰部时常受到风寒是难以避免的。

我于是给陈先生选择内服的方子：鲜韭菜根、冰糖各30克，将新鲜的韭菜根洗净，加入适量的水，加入冰糖调匀，每次喝的时候应该先温热。韭菜能温阳补虚，理血行气，《本草拾遗》称其能够调和脏腑，对胃寒有治疗作用，而韭菜根行气散瘀的效果更佳。韭菜对于身体虚弱、跌打刀伤都有治疗功效。

在用这种方法治疗的时候，我建议陈先生多做康复锻炼，尤其是腰部的活动，加强腰背肌锻炼，可以促进血液流通，同时加强腰部肌肉的力量。可以做广播操，也可以练习太极拳。对于因长时间劳动或坐姿不当引起的腰肌劳损可以做以下动作以起到缓解的作用：

1. 按揉腰俞穴、肾俞穴、阿是穴、委中穴，每个穴位按揉约2分钟；

2. 两手微微握拳，不要太紧，在腰部两侧凹陷的地方轻轻叩击，力量要均匀，绝对不能过度用力，每次叩打的时间不超过2分钟为宜；

3. 两腿分开与肩部同宽，两手背在后面，沿腰两侧骶棘肌上下按揉100次，最好是感觉腰部微微发热；

4. 双手叉在腰部，两腿分开的距离应该与肩同宽，腰部放松，呼吸平缓，做前后左右旋转摇动，开始旋转幅度应该轻缓，逐渐加大，最佳的次数以90下为宜；

5. 弹拨痛点的次数约为20次，最佳的时间为2分钟。

陈先生开始按照我的嘱咐按时服药，锻炼身体，两个星期后，陈先生到我这里复诊，表示腰痛的症状已经有了很好的缓解，腰部可以直立、弯腰，并且感觉不像以往那样疼痛了。我提醒陈先生一定要注意坐姿，不能长时间站立，总是保持一个固定的姿势 20 分钟肌肉就会非常紧绷，保持任何一个动作时间太长都是不好的，而错误的姿势更会引起腰部的疼痛。

还有一个方子对于腰肌劳损能够起到缓解作用：大豆 200 克，米酒 300 毫升，将大豆炒热之后，趁热用酒浸泡，加入少量水之后煮成汁液，顿服。大豆性平味甘，可以起到润燥消水、消炎解毒、排脓止痛、健脾宽中、益气的作用，《日用本草》上面说其可以"治肿毒"。大豆里面富含丰富的蛋白质，以及人体所需的氨基酸，还有大豆皂苷，可以提高人体的免疫力；米酒又称酒酿、醪糟，性温，能够补血活气，散结消乳，《本草纲目拾遗》中称其可以"行血易髓脉"。米酒之中具有多种维生素、葡萄糖、氨基酸等营养成分，饮用后可以提神开胃，并有养血活气、补肾滋阴的功能，温热饮用对腰酸背痛、风湿性关节炎、手足麻木等疾病都有很好的治疗作用。

## 意外小烫伤，冰水加糖浆

在一天周末，我刚吃完晚饭，邻居领着家里的孩子芳芳找到我。孩子在倒水的时候不慎被烫伤，疼得孩子当时就哭了起来，家里也没什么治疗烫伤的药物，她爸爸于是带她到我这里看看。

我看了一下孩子的伤势，只是一块小面积的烫伤。我赶快从冰箱里面取出几瓶冰镇的矿泉水，将水倒入洗脸盆之中，让孩子将手浸泡在水里，不一会儿孩子的表情就不那么痛苦了。

过了几分钟，邻居的脸上紧张的表情随之舒展开来，于是他问我这是为什么。我告诉他，皮肤烫伤之后要及时进行冷却，有冰水的话，就用冰水对烫伤的地方进行冷却，没有的话也可用湿毛巾敷一下，时间不能少于半小时。

如果身边没有冰水，也可以用自来水不停地冲洗，这样也能起到降温的作用，达到冷却的效果。

通过降低皮肤表面的温度使伤口处的血管收缩和组织代谢速度降低，可以起到抑制炎症减轻水肿的作用。另外，低温会让人的神经暂时麻木，因而起到一定的止疼效果。

过了半个小时的时间，我让孩子把胳膊从冷水里拿出来。由于我的家里也没有准备药膏，就用碗装了不少的白糖，然后碗里面放上冰水，调成了非常浓的白糖糖浆，然后用医用棉签将糖浆涂在孩子烫伤的部位，然后用纱布固定。

邻居大哥觉得很纳闷，不相信这样的方法可以治疗烫伤。我告诉他，烫伤在经过冷处理以后，下一阶段的工作就是促进伤口愈合以及防止感染，而浓糖浆完全能够做到这点。由于糖浆的含糖量非常高，细菌一粘上去，就会很快脱水死亡。另外，浓糖浆里面还有大量的糖分，可以促进伤口组织生长，为修复皮肤提供营养支持，帮助伤口快速愈合。

我让邻居在孩子睡觉之前再换一次糖浆并务必包上纱布，第二天我去他家串门，发现孩子胳膊上的烫伤已经恢复得很好。

被烫伤的人大多数都会担心留下疤痕，其实留不留疤痕与如何治疗没有直接的关系，关键是要看皮肤的真皮层是否破损。一般的烫伤只会损害表皮细胞，完全伤不到真皮细胞，所以完全没有必要担心这点。

## 让你的足跟吃点醋，疼痛自然消

足跟痛非常容易理解，足跟痛是指足后跟与地面接触的时候引起疼痛，比如患者在早晨起床或是睡觉时间过久、坐姿过久而站立，尤其刚走前几步的时候感觉疼痛，行走过久以后疼痛感还会加重，这种病在老年人群之中多发。

我的一个婶婶，脚后跟阵痛有几个月了，在医院的时候被告知需要做手术，吓得老太太立刻回家了。可是，脚上的疼痛还在，总是这样也不行啊。一天，她让我哥哥打电话过来。我仔细询问了情况，告诉他这个病做手术效果明显，用注射器扎入脚跟的皮肤，在足跟深处打一针，注入一些激素，也能取得很好的效果，但是老人都不同意这两种做法，将针头刺入那样敏感的区域，年轻人都会感觉恐惧，更不要说是老人了。

我于是告诉了她两个小偏方让他母亲试一试，不用怎么花钱，就是作用慢，需要一个多月的时间。

第一个方法就是"跺脚"。患者先是坐在一个椅子上将脚翘起来，让脚背向上，只有脚跟点地，然后用足跟对地面进行反复跺，力量必须要循环渐进，频率逐渐加快，跺脚的疼痛要在患者承受的范围之内。每天多次练习，坚持一个月为宜。

第二个使用的方法就是用陈醋泡脚。以陈醋加热放入盆中，泡脚的时长以30分钟为宜，每日早晚各一次，可连续浸泡一个月。

另外，在治疗期间，患者应该避免长时间步行。假如没有办法避开长时间行走，应该选择穿厚一点的软底鞋，或者在足跟处垫上松软的垫子，尽最大努力保护足跟部位。

老人开始按照我说的办法训练，两个星期以后，我特地询问现在的情况，婶婶非常高兴地说已经有效了，不像以前那样疼痛了。又过了两个多星期，婶婶亲自打电话过来，说自己脚跟已经不疼了，让她感到意外的是，居然将脚气也治好了！足跟痛在最开始的时候被认为是长了骨刺所导致的，但后来经过进一步的研究发现这是误解。足跟痛主要是跟骨及周围软组织因慢性损伤，从而导致了无菌性炎症。在临床上，局部注射激素注射的效果非常好，主要是因为激素直接作用患处，抑制了炎症反应。但是，在这样神经非常密集的地方打针，会是一种钻心的疼痛，很少人接受这样的治疗方式。

跺脚跟的方法，如同是对脚底进行按摩，起到改善足部血液循环的作用。另外，在跺脚撞击地面的过程中，也会对足跟深处受伤的软组织结构起到改善。注意跺脚跟的时候应该跷着脚，使小腿肌肉收缩，这是发挥作用的关键步骤。

还有一些方法能够起到治疗足跟痛的作用，例如用手按摩、揉搓足跟，以拳头轻敲足跟，但与跺脚法相，可能就显得有一些麻烦。

至于用醋泡脚跟，一方面是通过温热刺激改善足跟部位的血液循环，起到止痛、消炎的作用；另一方面，醋的主要成分为醋酸，同样可以消除足底部的无菌性炎症。

有的人可能会认为，足跟痛只是一个非常普通的炎症，为什么治疗它需要花上一个月的时间呢？没错，这并不是非常严重的病症，但问题的关键是，炎症位于足跟深处，而并非是表面，治疗必然需要很长时间了，治病还需要有耐心。

## 饭后揉肚子，轻松搞定心绞痛

我曾经遇到这样一位患者，她已经是一位86岁高龄的老奶奶。在她60多岁的时候就诊断为冠心病，最后越来越严重不得不做心脏搭桥手术。手术后的一年，她又因为胸闷胸痛而住院。住院用药后，老奶奶的病情依然不见好转，胸闷、胸痛发作的病症并没有减轻。心脏科医生建议做第二次心脏搭桥手术，老人家当时就摇头了，她觉得自己这把年纪禁不住这般折腾。后来，经过别人的介绍找到我，让我帮助治疗。

我清楚她的病情之后，知道老人发病是有一定规律的，每次发病都是在吃完饭以后。老人的胃口本来就不好，吃的食物也不多，但每次吃完食物就觉得胸痛、胸闷。如果不及时吃治疗的药物，疼痛的感觉会持续一个多小时。

了解这些之后我明白了，这位老人的病如此的严重，与其胃口的关系非常大。从中医来说，老人属于脾胃虚弱。脾胃乃后天之本，气血生化之源，若是脾胃虚弱，就会"气血生化无源"，进而导致气血虚弱。心脏没有气血的供养，则出现了"不荣则痛"。另一方面，从中医理论而讲，脾胃还主管人体水谷的运化，脾胃虚弱则水聚为痰，痰阻则气滞，气滞则血瘀，最终将心脏的脉络阻滞，导致"不通则痛"。总之，脾胃与心脏的关系非常大，中医上讲"有胃气则生，无胃气则死"，更说明了脾胃对于人体的重要性。

从现代医学的角度对老人的病情进行解释，形象点说，是因为老人的消化功能本来就很弱，吃饭少，血液之中能够吸收的营养自然也很少，心肌细胞无法得到充足的营养，处于"饥饿"的状态。一吃饭，人体内的大量血液就会聚集到肠道之中（我们吃完饭后，总会感觉脑子是迟钝的，主要是因为大量的血液在胃肠道堆积，令脑部供血减少），结果心脏获得的营养自然少很多。于是，心脏就会向大脑发出信号，发闷、发痛。因为老人家的消化吸收功能弱，因此血液需要很长时间聚集在胃肠道附近，以求运走更多的营养物质，所以老奶奶吃晚饭之后，要一个多小时以后，等血液不再聚集在胃肠道上，胸痛、胸闷的症状才会得到缓解。

明白了病因，我告诉老人一个行之有效的方法——揉肚子。操作的时候先将双手放在肚脐上，以肚脐为中心，按照顺时针方向转圈，一圈圈揉搓，将整个肚子揉搓一圈。每天三餐之间反复做40次，抚摸完之后再吃饭，饭后按揉不少于10次。

揉肚子就是对"脾胃"进行"滋补"。肚子上的穴位很多都是主管胃肠道的。揉肚子可对这些穴位进行刺激，从而调胃理脾，帮助胃肠蠕动，增强消化吸收功能。这个效果已经得到了证实。

一周后，我再一次到医院看望老人，进入病房的时候看见她的位置空着，觉得奇怪，抬头发现老人从走廊拄着个拐棍慢腾腾地走过来。老人的气色有了明显的变化，她开心地告诉我，她按照我的方法一直坚持做，胃口现在好多了，吃饭的时候也不感觉胸口闷、胸口痛了。她坚持继续做，症状得到了很好的改善。今天复查的时候医生对她说，照这样下去，第二次心脏搭桥手术可以不做，用不了一周就能出院了。

过了一周，老人果然如期出院了。出院一个月以后家人带她到我这里复诊，说还在坚持我教的方法，而且情况非常稳定，胃口也增强了不少，家里人都说她气色好多了。

## 在肚脐眼上找药，治疗晕船晕车

我小的时候最害怕的就是坐车，因为每次坐车都是头晕目眩的，而且是经常晕车。所以出门的时候尽量骑自行车，甚至很少坐公交车。所以一出门，晕车就是我最头疼的事情。好在当时出门的次数不多，所以这种痛苦的记忆也不是很多。过了几年，随着年龄的增长，我居然已经适应了坐车，再也没有什么晕车难受的感觉，所以便渐渐将这件事淡忘了。

后来学医之后才明白，我的症状是晕动症，所谓晕动症，是指人们在乘船、车或飞机时，船、车或飞机的速度时快时慢，加上颠簸震动，超过了内耳平衡器官的适应能力，因而出现头痛、头晕、呕吐、恶心、虚脱、休克等症状，同时还伴有出冷汗、脸色苍白、心动过速或过缓等症状。

晕动症在旅途当中容易出现，一般在出发之前服用晕车药就可以了，但是对于一类人群而言，吃药也不能缓解症状，如果遇到这样的情况应该如何处理呢？医生也许会告诉你一些缓解的方法，譬如用湿毛巾敷在脸部或腹部缓解症状；或者在坐车或坐船之前不要进食，当恶心作呕时，就赶快找个地方吐个干净，吐完之后便恢复正常了。但是，这些方法只能起到缓解的作用，不能根本消灭晕动症的发作。

现代人的生活已经完全离不开交通工具，如果时常晕车晕船，出门就会觉得非常不方便。我有一个朋友就是典型的晕动症，而且她的运气没我好，现在依然被晕动症所折磨。但是现在外出，哪有不坐车的呢？没有办法，他向我寻求帮助。

他说自己每次外出都会吃晕车药，但是效果并不显著。根据朋友现在的症状，我告诉了他一个小妙招，就是每次坐车或是坐飞机前的半小时，先用温水将肚脐周围的皮肤洗干净，然后贴上伤湿止痛膏；如果觉得这样做不保险，还可以在内关穴上贴两张。这样提前做好准备，基本上就不会出现晕车现象了。

为什么将伤湿止痛膏敷在内关穴上面？因为在中医里面讲到"公孙内关胃心胸"，其主要含义是公孙穴和内关穴专治胃部、胸部的不适，对于晕车时出现的症状十分适用。在中医学中，脐部又名神阙，它与脾胃的联系非常密切，其经脉与任脉、督脉相关联，因此敷脐疗法是中医最常见的止晕方法。临床上对于怀孕后剧烈呕吐、梅尼埃病都能起到明显的作用。所以，伤湿止痛膏对晕车的人而言是一个最好的选择。

没过两天，朋友因事情外出，于是便按照我告诉的方法预防，非常神奇，什么不适的症状都没有发生。

晕动症患者如果一时之间找不到伤湿止痛膏，创可贴也可以起到相同的作用，只要贴对地方就行了。这个偏方主要依靠穴位的刺激，贴膏上的药物只是起到刺激的作用。

第二章

小偏方，帮你解决好『面子』问题

## 青春痘不再来，常喝萝卜红枣汤

　　痤疮俗称青春痘，为慢性炎症性毛囊皮脂腺疾病，是皮肤科最常见的疾病之一。青春期人体内的激素会刺激毛发生长而导致皮脂腺分泌更多的油脂，毛发和皮脂腺因为堆积了很多的物质致使皮肤红肿。

　　中医认为，痤疮出现的主要原因是肺热熏蒸，蕴阻肌肤导致的。人体食入辛辣油腻的食物而生热，结于肠内，循经上炎，拥进面部而形成。如果脾脏非常虚弱而失去健运，运化不调，水湿内停，就会化生痰湿，由此而出现痤疮。所以，清热化湿，保养脾胃是治疗痤疮的根本办法。

　　我们小区的小芳年轻漂亮，可就是脸上的青春痘让她失色几分，这让小芳非常苦恼。小芳自己说，刚开始发育的时候脸上就开始长青春痘，但是她的父母这个年纪长青春痘非常正常，便没有把这件事情放在心上，小芳也觉得过了青春期就没事了。如今，小芳都参加工作了，可是脸上的青春痘却没有消失，谈恋爱的时候也没有自信。小芳觉得，可能自己的问题不仅仅是青春期了，应该对身体进行调养了。

　　小芳这种情况并不少见。现在很多人在饮食上有不少的坏习惯，总是暴饮暴食，贪食生冷，街边小摊、膨化食物、火锅烧烤都让她们管不住自己的嘴，贪嘴但是运动量少，于是体内生湿生热，脸上自然就会长出很多的青春痘。

在对小芳进行询问的时候，她时常提到自己总是口渴，偶尔还会有痰，于是我给她介绍了这样的方子：红枣10个，生萝卜200克洗净，加入三碗水煮成一碗，一天之内在两到三次之内饮用完。萝卜的作用是消食健脾、下气化痰、解毒生津，在《本草纲目》之中提到，萝卜"化积滞，解毒，散瘀血甚效"。红枣可以补脾和胃、生津益气，医学家李杲称其能"缓阴血，和阴阳"，可以调和气血。根据现代医学药理反应发现，红枣当中含有丰富的蛋白质、氨基酸、糖类、维生素A、维生素B2、维生素C、维生素P、有机酸等，并富含钙、磷、钾、铁、镁、铝等微量元素以及大量的环磷酸腺苷等，具有健脾、保肝、降低胆固醇、提升白细胞、抗过敏等作用。

小芳依据我开的方子吃了一个月，复诊的时候脸上的情况好了很多，肤色渐显红润，同时肤色也越来越好。小芳心情也舒畅多了，这些年都是不好意思见人，现在终于可以舒一口气了。

青春痘是面部的病症，除了内服，也能选择外敷的治疗方法。到药店购买一支维生素B6软膏，经常在患处擦抹即可。维生素B6主要作用于肌肉、血液、神经、皮肤等部位，维生素B6缺乏的时候会感觉食欲不振、食物营养吸收率降低，严重缺乏的时候会出现粉刺、贫血、关节炎等。维生素B6是人体脂肪和糖代谢的必需物质，女性的雌性激素代谢也是不可缺少维生素B6的，其对防治一些妇科疾病具有极大的帮助作用。维生素B6软膏中的凡士林防水性非常好，是一种极好的补湿产品，可以起到调理肌肤的作用。

当然，痤疮治疗起来非常困难，在生活中必须要注意饮食调节，保持面部卫生以及舒畅的心情，多喝水，多吃生鲜蔬菜，保证代谢功能正常。

## 白发再变黑，就吃黑芝麻

正常人在进入老年时期头发自然变成白色，这是一种身体机能退化的表现，但是如果是少白头就应该引起我们的注意。少白头所说的是，在青少年时期或是青年时出现白色头发，最开始的时候会出现极为稀疏的少数白发，大多数首先出现在头皮的后部或顶部，夹杂在黑发之中是花白头发，此后随时间的推移，白发会突然或逐渐增加。

通常而言，很多先天性少白头的人都有家族遗传史，往往出生的时候就有白头发，或是头发变白要比正常人早，此外没有其他异常的表现；后天性少白头有多种原因，如缺乏蛋白质、长期营养不良、维生素以及某些微量元素（如铜）不足等，都会导致少白头；某些慢性消耗性疾病如结核病等也会造成营养不良，这些病症患者的头发都会要比正常人提前发白；有些年轻人在非常短的时间内，头发大量变白，这与情绪有很大的关系，如过度悲伤、焦虑等精神疲劳、严重的精神创伤等。

有一天晚上，我刚吃完晚饭，我姑姑给我打来电话向我询问治疗少白头的方法。我非常纳闷，就问姑姑怎么突然会问这个事情。原来，姑姑帮助一个亲戚找对象，小伙子人很精神，就是头发很白，让人觉得不舒服。就是因为头发的事情，对象不知道相看了多少个，始终没有如愿的，而且据那个小伙子说从小头发就是这样的。姑姑觉得不是个事，所以向我询问有没有什么好方法。

从中医学的角度看，与头发关系最为密切的脏器是肝肾，肾藏精，肝主血，其华在发，肝肾虚则精血不足，头上毛囊得不到充分的营养，其合成黑色素的能力减弱，就会出现白发。反之，肝肾强健，上荣于头，则人就生出乌黑浓密的头发。中医认为，"发为血之余"，头发的生长与气血的濡养有关。气血旺，那么头发就会非常旺盛的生长；气血衰，就容易出现少白头的现象，即使是家族遗传的情况，只要经过细心的调理，也可以长出乌黑浓密的头发。

我便将一个非常简单的方子告诉了姑姑：将白糖、黑芝麻粉等量均匀的搅拌，每天早晨晚上用温开水冲服，剂量控制在 50 克左右，也能将其冲入米粥、豆浆、牛奶之中，必须长期坚持服用。《日华子·本草》中曾提到，黑芝麻有"补中益气，养五脏"之功，具有益气力、补肝肾、填脑髓、长肌肉的功效，针对肝肾精血不足而引起的须发早白、眩晕、皮燥发枯、脱发、五脏虚损、肠燥便秘等病症有治疗的作用，对于滋养头发、养发护发而言，更是效果明显。白糖性平味甘，可以起到生津润肺，补中缓急的作用。在《食疗本草》当中称其有"润肺气，助五脏津，补精血"的作用，对于肝肾精血不足、肺燥导致的皮肤干燥、久咳喉干或眩晕耳鸣、头发早白能起到治疗作用。

此后，姑姑经常向我"报告"病情，说那个男孩子的头发比先前强了很多，白头发渐渐少了，后长出来的头发也全是黑色的。我告诉姑姑，还可以对那个男孩子说，平时应该多锻炼一下身体，多吃些补气补血、保养肝脏的食物，头发变黑的效果会更好。

还有一个非常好的方子：黑芝麻 250 克，女贞子 500 克，用水煎服约 20 毫升，一日服两到三次。这个方子针对阴虚血燥型的白发有明显效果。女贞子性凉，味甘、苦，入肾、肝两经，有明目乌须、滋补肝肾的功效，针对少白头、肝肾阴虚，眼目昏暗，阴虚发热等病症有明显的效果。

## 口臭惹人烦，黄连帮你忙

有一个女孩子非常的害羞，因此在他妈妈的陪同下来看病。女孩子的工作单位上有一个非常优秀的男孩子在追求她，女孩不想错过这个机会，但是她却被自己的一个病症折磨着，这就是口臭。她非常害怕这个男同事因为自己的口臭而疏远他，所以一直不敢答应这个男同事的追求。因此女孩非常着急，想要治疗好自己的口臭。

这个女孩子告诉我，她每天都会刷两遍牙，因此牙齿非常的白，她还经常的嚼口香糖，但是这些都无济于事。我给她检查完毕之后发现，她的舌苔非常黄，并且很腻，胃部还会偶尔有热感，由于工作上的压力非常大，人们就会经常的处于一种紧张的状态，那么日常的饮食也就会变得没有规律，消化系统的能力相对就会减弱。中医上称这种情况为气滞、胃热。长期的精神紧张而引起的病症就叫肝郁，但是肝脏最主要的功能就是帮助身体气机通达，所以经常紧张就会让自己的肝脏气滞。

从另一个方面来说，肝属木，脾胃属土，二者是相克的，所以当肝脏发生问题的时候就会影响胃部的健康，使脾胃不调、脾胃气滞。另外，由于脾胃的消化功能变弱了，腐食就会生成肝火，气滞发生的时候也会化成火气，这样胃部就会变热。这样胃部的腐食的臭味就会出现在口部，人也就会产生口臭了。

那么想要治疗口臭，就要先降火。因此我就给她开了一个方子，这个方子叫开水泡黄连，具体方法是：每日5克黄连，加入适量的水浸泡，再放入20克白糖，搅拌均匀后分成两次服下，早晚各一次。如是不喜欢加白糖，也可以在每日饮茶的时候将黄连放进茶水中。黄连可以有效地降胃火，因此清除胃热的能力很强，对于治疗口臭也是非常有作用的。

除了用开水泡黄连的方法以外，我还让她喝一些白萝卜汁。将新鲜的白萝卜切成丝，放进榨汁机中，然后放入一些开水一起饮用。每日两次，每次喝100毫升，可以有效地理气顺气。这是因为白萝卜能够有效促进肠胃的蠕动，功能显著的可以与某些药物相比，并且白萝卜是寒性的蔬菜，因此可以有效地治疗胃热。

很多人有口臭的原因是因为胃部存在幽门螺杆菌感染，这会降低肠道的消化吸收能力，因此就会在胃部产生积食的现象，同时会产生大量的氨气。当胃部的氨气积攒到一定的量的时候，就会通过食道流通到口腔，那么说话的时候，就会造成满口的口臭了。这个女孩子，胃部有热感，精神又长期的处于紧张的状态，吃饭没规律，那么就会出现慢性的胃炎，她的口臭很可能是幽门螺杆菌感染引起的。黄连可以起到很好的杀菌作用，每日喝一喝，一般半个月到一个月，就可以有很好的治疗效果了。

除了要经常喝这两种中药，我还告诉女孩在刷牙的时候要多多注意自己的舌头。许多人牙齿健康，但是口臭却依然存在的原因，就是因为舌苔上依然存在很多的细菌，这些细菌将舌苔上的食物分解后，会产生硫化物，也就会产生像臭鸡蛋气味一样的口臭现象。这位女孩子的舌苔非常的黄腻，那么口臭也就会加重。

这个女孩子回去后按照我的方法坚持了两个星期，他的口臭果然消失了。最终，她终于可以和自己心爱的男孩谈恋爱了。

## 陈醋、洋葱洗洗头，轻松搞定头屑

一提起头皮屑可能有人就会皱起眉头，大家可能觉得这只是外观问题，并不会认为是一种病。其实，这种看法是严重错误的。

头皮屑在医学上被称之为头皮糠疹，医学家研究认为这是一种名为马拉色菌的真菌引起的皮肤病。马拉色菌在人的头皮上大量繁殖从而造成角质过度增生，从而促使角质层细胞以白色或灰色鳞屑的形式异常脱落，这样从头皮脱落的鳞屑被称之为头皮屑。

当人的头皮生态平衡被打破的时候，极容易引起头皮屑。良好、健康的头皮环境是由油脂、菌群、代谢这三者共同的平衡所维持的。头皮油脂分泌失衡，头皮自然就会变得非常的油腻；头皮菌群环境失衡，随之滋生大量有害细菌，自然就会感觉到头皮发痒；而头皮角质层过度代谢，脱落之后便是头屑。若是肉眼可以清楚地看到头皮屑，表明头皮环境已经遭受了严重的破坏，只是清理头发是不能彻底祛除头屑的，最好的做法就是对头皮进行科学的管理。

我在读高中的时候就有非常严重的头皮屑。那时候，我将要面临高考，各科的考试卷子堆积如山。我希望能够考个好一点的大学，于是可以说是挑灯夜读，早晨起来的还非常的早。于是，个人卫生问题就不是很在意，有的时候用冷水，有的时候用热水，最忙的时候干脆就不洗了，这样的做法将从小养成的头皮代谢习惯打破了，头皮屑如雪花一般掉落。

高考临近了，头皮屑让我的心情非常的郁闷，这是在毁掉我自己的形象的，于是便让我母亲帮我找个解决办法。过了几天，我母亲便说出了一个让我很好奇的方法。我母亲让我买一个洋葱，将皮全都剥下来，捣碎成泥，然后再用纱布包好，轻轻地擦拭头发。让洋葱汁在头上浸几个小时再用开水洗净。

开始我觉得这个方法有些可笑，但是觉得倒也简单，便按此进行。令我意想不到的是，只是过了两天，头皮屑就已经完全不见了。后来直到我学医之后才知道其中的道理。洋葱性温，味辛甘，有解毒杀虫、健胃润肠等功能。洋葱之中含有丰富的胡萝卜素、维生素、咖啡酸、槲皮素、芥子酸、桂皮酸、原儿茶酸、挥发油等成分，这些都是含硫化合物，具有非常好的杀菌止痒、滋养头发的作用，能够帮助头皮恢复代谢平衡。

不仅是洋葱头，后来在学医期间我又接触到另外一个方法。用老陈醋兑水同样可以起到去屑的作用。每1000毫升温水之中加入150毫升陈醋，充分搅拌之后洗头，每天一次，不仅可以止痒去屑，而且对脱发有预防作用。醋是中医比较常用的药物，内服外敷均可。醋能够治癣疔疮、解毒杀虫的功效，对于头皮上的马拉色菌起到抑制生长的作用。如果醋水之中放入生姜效果会更加明显，因为生姜可以起到行气血、活血散瘀的作用，对于头皮下的毛细血管有扩张作用，增加头发毛囊的血流供应，帮助头皮恢复平衡，达到治头屑、护发养发的作用。

此外，日常生活中还应该多吃蔬菜水果，不管多忙也要保持健康的心情，勤洗头，且有规律，水温适中，这样才能有效杜绝头皮屑的发生。

## 陈皮山楂是祛除黄褐斑的灵药

黄褐斑也被称之为肝斑、蝴蝶斑,是一种常见的颜面色素沉着斑,女性多发,主要是因为女性的内分泌失调、各种妇科疾病、肝肾疾病以及极大的精神压力等引起的。而从中医学的角度来讲,黄褐斑是因为邪犯肌肤,气血不和,肝郁气滞,气滞血瘀导致的。肝失条达,气机郁结,郁久化火,灼伤阴血等情况都会造成面部气血失和,脾气虚弱,运化功能减弱,从而不能使气血及时运送到面部位置而导致的。

王小姐就是因为黄褐斑的问题前来就诊。王小姐今年刚刚三十多岁,身体还算可以。但是,随着年龄的增长脸上的黄褐斑也随之增多,这让王小姐极为苦恼。黄褐斑也是身体亏虚的一种信号,所以,王女士希望通过吃中药调理自己的身体并且改善"面部情况"。

我先是了解了一下王小姐的情况,了解到,王小姐已经三十多了还是独身一人。父母经常催促其结婚,但是王小姐一直没有合适的对象。一方面是自己的年龄越来越大,一方面是父母的催促,这让王小姐非常苦恼。

王小姐的病主要是因为忧思烦闷,从而导致肝气受损,气机郁结,进而严重影响了身体的气血活动,最后在脸上呈现出病症。所以要想将黄褐斑治好,就必须补血调气。

我给王女士开的方子是,陈皮、山楂适量,加入开水之后煮沸,凉凉,最后加入蜂蜜就可以饮用了。山楂性微温,入脾、胃、肝经,有活血化瘀、消食健胃的功能。在《本草求真》之中记载："山楂，所谓健脾者，因其脾有食积，用此酸咸之味，以为消磨，俾食行而痰消，气破而泄化，谓之为健，止属消导之健矣。至于儿枕作痛，力能以止；痘疮不起，力能以发；犹见通瘀运化之速。"陈皮所起的作用包含三点，一是导胸中寒邪，二破滞气，三益脾胃。这三点之中最重要的就是行脾胃之气。蜂蜜营养成分是最为丰富的，能补虚缓中，在《本草纲目》之中记载，蜂蜜"和营卫、润脏腑，通三焦，调脾胃"，可以对黄褐斑起到辅助治疗作用。

王小姐按照这个方法服用一个多月，黄褐斑果然不再加重了，原先出现的也在不断地减退，皮肤也变得水润有光泽。

此外，不仅是山楂、陈皮。豆类也能起到治疗黄褐斑的作用。绿豆、黄豆、赤小豆各100克，洗净之后加水浸泡，捣汁之后再以水煮沸，调入白糖饮用，一日三次。中医学认为，黄豆可以令人长肌肤，补虚开胃，填精髓，益颜色，健身宁心，润燥消水，健脾宽中的功效。李时珍在《本草纲目》之中讲过，黄豆可以起到"容颜红白，永不憔悴""作澡豆，令人面光泽"。绿豆味甘性凉，有解毒清热的作用，在《本草求真》中提到，绿豆"能厚肠胃、润皮肤、和五脏及资脾胃"。赤小豆就是常说的红豆，也是中医常用的药材。在《本草纲目》之中记载，赤小豆"味甘，性平，排痈肿脓血，疗寒热，治热毒，散恶血，除烦满，健脾胃"。可见，这三种豆类都能够起到滋补气血、调和脾胃的功能。

# 湿疹不要愁，黄瓜皮的能力不能小瞧

湿疹是一种常见的、由多种因素引起的表皮及真皮浅层的炎症性皮肤病，也是一种过敏性皮肤病，以皮疹多样性、对称分布、剧烈瘙痒、反复发作、易演变成慢性为特征。临床上，湿疹的特点有渗出性、对称性、瘙痒性、多形性和复发性等特点，可发生于任何人体部位、任何年龄、任何季节，其中在冬季发病最为厉害。

从中医学的角度来看，湿疹是由湿邪引起的，湿可蕴热，发为湿热之症，久湿则伤脾脏，热则伤及阴血，而致虚实夹杂之症。所以，补脾养血、去湿热是治疗湿疹的根本方法。

记得我还是学生的时候，与同学们到大西南采风游玩，顺便了解当地的风土人情，并采集相关的草药标本。因为我是北方人，从未到过南方，而且正逢盛夏，南方的气候非常潮热，在山区待了有一个月，我身上就开始起湿疹。

那时候的我虽然只是学生而已，但我已经知道了两个治疗湿疹非常有效的药方。一个就是黄瓜皮汤，主要的做法削黄瓜皮若干，用水煎三分钟左右，然后加入糖服用，一日3次。黄瓜的主要作用是清热解毒，在《陆川本草》则称其可以"治热病"，在《日用本草》之中称其可"除胸中热"。白糖的作用是润肺生津，补中缓急，对于肺燥咳嗽起到辅助治疗的作用。

另外一个办法就是将冬瓜带皮切块煮汤。冬瓜是夏季的时令蔬菜，夏天非常的炎热、心情烦躁、闷热不舒服的时候吃一些冬瓜就能得到缓解，主要是因为冬瓜性寒，有清热、利尿、化痰、解渴等多重功效，也能治疗痰喘、痔疮、水肿、暑热等症。冬瓜若是带皮煮汤，可以起到消肿利尿、解暑清热的作用。在《日华子本草》当中提到，冬瓜有"除烦，治胸膈热，消热毒痈肿"的作用。

于是，我便问领路的老农，是否有苦瓜与冬瓜。山里的老乡回答的大致含义是：黄瓜、冬瓜的确有，但是两个方子都需要煮汤喝，可山里不能随意起火。我当时有些沮丧，可老乡却从山田之中挖出两块马铃薯来，就着溪水洗干净，削了皮，捣成泥后敷在我的胳膊上，用纱布一包。老乡说，这个办法是老辈人传下来的，一天换3次，湿疹不用三天准好。

马铃薯，原名洋芋，味甘，性平，外敷有解毒消肿的功效。根据研究证明，马铃薯可以起到保养容颜、润泽肌肤的作用。将新鲜的马铃薯汁液涂于皮肤表面，有非常好的增白作用；夏天若是被太阳晒黑、晒伤，马铃薯汁在清除色斑上有很好的效果，并且无毒副作用。将马铃薯切成片敷在脸上，具有护肤美容、减少皱纹的作用。年轻人一般分泌的油脂都非常的旺盛，经常受痤疮、青春痘的困扰，用棉花蘸上新鲜的马铃薯汁涂搽可以缓解这个症状。

我就是敷了三天的马铃薯泥，湿疹便好了。

湿疹患者在平时应该注意减少外部刺激，包括搔抓、热水烫、日晒等；衣着宽松，生活要有规律，劳逸结合；尽量不要穿化纤或毛制品；最好不要吃鱼虾、辣椒、浓茶等。同时注意调节心情，从沉郁的怪圈当中走出来。

## 去除油腻的天然化妆水——淘米水

我的侄女非常乖巧,也是家里的明珠。不过她最近有点不高兴了,因为长大了,开始注重自己的外貌了。她的皮肤是油性的,每次洗完脸,一两个小时后,脸上很快又是油腻腻的。为此,她非常烦恼,但是每天只能利用吸油纸解决烦恼。对于女性,这样的形象要求是可以理解的,我便说像这样的情况是体质问题,只能仔细保养,调理是不容易的。她以前并没有注重身体的保养,结果油腻的脸上有了痘痘,后来她非常小心,经常洗脸不说,而且随身带着吸油纸,经常用来擦油,非常的麻烦。

我知道她的情况对她说,市面上出售的吸油纸效果不错,就是价格过于昂贵,其实倒是有一个非常实用的偏方可以用,就是可以用米饭洗脸擦油!具体用米煮一小团米饭,用手搓成团,在脸部来回地滚动。米饭团的黏性非常好,触感柔软,在脸上来回滚动就能起到清理面部的作用,用完之后就会感觉面部非常的清爽,而且在擦拭的时候,还能闻到米饭所散发的清香,心情也会好转。

除了米饭,利用淘米水洗脸也是不错的:取第二或第三遍的淘米水,洗脸 2～3 次就可以了。不怕麻烦的话,还可以将米饭放入到容器之中,加水搓洗,然后将淘米水倒掉,再加一次水搓洗,留下第二次淘米水,放如冰箱后保存一夜,第二天放入温水,效果会更加的明显。

我的外甥女回去利用这个方法。第二天打来电话告诉我是非常有效的。这样用了一个礼拜，她的吸油纸使用的次数减少了很多，脸上的油控制得非常好，而且她还有意外惊喜：除了油光没有了之外，皮肤也变得极为光滑细嫩，更加健康亮白了。

米中主要的成分是淀粉，很多人知道米饭可以充饥，却并不知道有除油污的功效。这个偏方由来已久，在人们没有使用肥皂清洁面部之前，很多人都是利用淘米水清洁面部的。

米之所以能够起到祛除油污作用，主要是因为米属于碱性，能使油脂类物质水解成为别的物质。另外，大米之中含有一定数量的淀粉，在特定的环境下会转化为"烷基糖苷"。可能大家不知道，这种物质是洗洁精的重要组成物质之一。洗洁精具有强大的祛除油污的功效，你就知道为什么大米具有清洁作用了。

大米不仅可以祛除油脂，还含有多种维生素等营养物质，所以经常用淘米水洗脸，既能够吸附脸上的油脂，又有美白、营养皮肤、嫩肤、美肤的功效。

## 不是唇膏而是眼药膏，嘴唇干燥更有效

每到秋冬季节，气候就变得非常的干燥。这个时候我们的皮肤也是非常干燥的，极容易皲裂。

梁女士在下班回家的时候不小心将脚扭伤了，于是到我这里做检查。检查后发现，问题不大，只是非常轻微的扭伤，并没有伤及骨头，倒是她

脚底板有几块医用胶布，让我感觉很奇怪，问她怎么回事。原来在她的脚上裂了几道口子，一走路就非常疼，所以同事劝她将伤口用胶带粘上，虽不那么疼了，但是伤口愈合是非常缓慢的。她揭开胶布，于是我便看到一道细长的裂口，还有血液渗出。

我对她说，这是皮肤皲裂，可以选择用红霉素或者四环素眼膏外涂就可以了，而且非常经济实惠。需要注意的是，在涂抹药膏之前最好是先用温热水泡脚约 20 分钟，然后用小刀将脚上的角质皮刮去。刮完之后，在裂口的地方涂抹药膏，如果裂开较深最好是用药膏填满，最后贴上医用胶带。每天涂一次，最好是坚持约一周的时间。梁女士将我开的药拿了回去，一周之后复诊，脚踝的扭伤以及脚底的皲裂基本都痊愈了。

皮肤皲裂好发于手掌、脚掌处，主要的原因就是皮肤的油脂不足。油脂有两个作用，一是隔水，皮肤上面若是有充分的油脂，水分就不易丢失；二是油脂对于皮肤的正常代谢有很大的意义。

在非常寒冷的冬季皮肤是最容易发生皲裂的，这是因为冬季气温干燥，空气中所含水分较少，相比较其他季节，皮肤之中的水分更容易被挥发出去。另外皮脂腺在温度低的情况下分泌的油脂减少，所以，假如患者在冬季的时候总接触碱性物质，比如经常用肥皂洗手洗脚，或者是经常与碱性物质打交道——比如建筑工人，总是接触碱性非常大的石灰水，皮肤上的油脂就会被洗得干干净净，从而出现皮肤皲裂。

用四环素或者红霉素眼膏外涂患处，对于皮肤皲裂的治疗效果非常明显，眼膏的主要成分是油脂加抗生素，不仅可以帮助皮肤补充油脂，同时还能杀菌消炎。

此外，眼膏对春季的嘴唇干燥也有调节作用，其中的道理与治疗手脚皮肤皲裂是相通的。市面上有很多类型的润唇膏，主要成分是凡士林油脂，而红霉素眼膏之中也含有大量的凡士林,能够起到与润唇膏相同的作用。而且,红霉素有杀菌消炎的作用,对于那些干裂、流血、破口的嘴唇,红霉素发挥的功效要远强于润唇膏,而且价格非常的实惠。

另外,秋冬季嘴唇非常干燥的时候,最好不要用舌头舔嘴唇。舌头上的唾液虽然可以将嘴唇变得湿润,但唾液当中并没有油脂,没有保湿隔水的作用,不管舔多少次,很快就会被蒸发,结果越舔越干燥。最麻烦的是,唾液当中有唾液淀粉酶、黏液素等蛋白成分,水分一旦被蒸发,这些蛋白就会"干"在嘴唇上,就是有时候能够见到的"干糊",这层干糊失水后会收缩、起皱,紧紧地附着在嘴唇上,嘴唇就会感到极为难受。

## 做一个葡萄面膜,就针对毛孔粗大

王丽马上就要毕业了,并且在一家不错的单位实习。但王丽也有自己的烦恼,原来她一直以来都被皮肤问题所困扰。自从成年以后,她脸上的毛孔就很粗大而且油腻,脸上时常有粉刺或黑头的痕迹。毛孔粗大不仅让皮肤显得凹凸不平,而且不断分泌油脂,想化一个标准的职业妆都非常难。在学校的时候只有同学们能见到,毛孔粗大些也无妨,但是自己即将步入社会,怎么见以后的同事、领导呢?

为了改变这种状况,王丽找到了我,希望我能够帮助他找到解决的办法。我想了想,药物对于皮肤来说都有一定的刺激作用,最好还是选择天然的"护肤品"。于是我就向她推荐了葡萄面膜。材料容易找到,而且不会对皮肤造成损害。

主要材料：红葡萄酒1小杯、鲜葡萄若干、米粉若干。

具体做法：

（1）先将鲜葡萄洗净去皮，去除籽后捣烂；

（2）将葡萄酒、米粉加入，制成糊状；

（3）涂抹在面部，等将要干燥时用温水洗净，每周可进行一到两次。

这个方子主要是利用葡萄、葡萄酒之中丰富的"酒石酸"成分，酒石酸是果酸当中的一种。据研究表明，它的美容功效非常好，针对粗大的毛孔而言，酒石酸能够起到两种作用：一方面，就是像王丽这样的痤疮，大多是皮脂腺角化异常造成的，也就是说皮脂腺开口处的地方有过度的角质增生，堵塞出口，导致排泄不畅通，皮脂堆积，也就渐渐将毛孔撑大，而酒石酸能够使角质细胞之间的粘连性减弱，细胞间发生分离，从而将皮脂腺的细胞分解、剥脱，让出口畅通，减少皮脂堆积，这样一来，毛孔也就随之收缩回去；另一方面，酒石酸作为果酸，能够促使皮肤深度组织增生，胶原纤维增多，随之增加弹性，帮助毛孔自我修复，使毛孔收缩。

此外，酒石酸不仅可以促进皮脂腺处的角质细胞分解、剥脱，而且对于整个表皮细胞也有"再生"作用，外用可以起到"换肤"的作用，非常适合王丽这样被痘痘困扰多年，面部皮肤伤痕很多的皮肤。研究还发现，对于脸上有粉刺的患者，面部会有"痤疮丙酸杆菌"的感染情况，而这种细菌在碱性的环境下才能活下去，酒石酸是酸性物质，有一定的抗菌作用。

王丽使用这个方法两个月后，脸上的肌肤变得红润又有光泽，粗大的毛孔也不见了。

但是女性朋友应该注意，这样的面膜虽然效果好，但它也有引起皮肤过敏的可能，因此不可以频繁地使用，一周最好不要多于一次。

第三章

常见小偏方，让你轻松『过五官』

## 口腔溃疡不吃药，木耳、山楂效果好

口腔溃疡让不少人非常困扰，它虽然不是什么重大疾病，却给人带来很大的痛苦。医学调查显示，容易患上口腔溃疡的一般都是青壮年，而且女性所占比重较大。

小刘是职场白领，外表非常惹人喜爱。到我这里就诊的时候，她愁眉不展。原来，她因为口腔溃疡的问题已经有好几天没吃好饭了！小刘说，她嘴里有好几处口腔溃疡，这一个刚刚好了，另外一个地方又出现了。开始她认为是上火，就含了一片西瓜霜，但只是暂时缓解，并没有完全消除溃疡。

经过询问我了解到，小刘离开学校的时间并不长，在一家待遇不错的公司做文秘，工作还处于熟悉环境阶段。为了能够得到单位领导的认可，小刘的工作非常认真：她白天需要处理各种行政事务，到了晚上还进行补习上课，常常是睡眠严重不足。为了节约时间，小刘经常是以零食代替正餐，饮食不规律已经习以为常。

中医学认为，出现口腔溃疡症状主要是因为精神紧张、睡眠不足导致心肾不交、虚火上炎而成的。而饮食不周则导致身体缺乏维生素或微量元素，于是造成心脾燥热，上攻口舌，从而出现了溃疡。

小刘因为长时间处于非常紧张的工作状态，睡眠不足，加上在饮食上非常不规律，从而产生了口腔溃疡。所以，即使她使用了西瓜霜一类的治疗药物，如果不对自己的生活习惯进行改变，依然不能将病根去除。

为此，我给她提供了一个针对复发性口腔溃疡的偏方。

方法：黑木耳、银耳、山楂各10克，水煎服，一日两次。

中医学认为，银耳其主要的功效有生津润肺、养阴清热、开胃健胃，对于虚热口渴有治疗作用，而且银耳当中有17种氨基酸以及多种矿物质，如磷、钾、铁、钙、镁、钠、硫等，可以均衡人体的微量元素。黑木耳可以益气润肺，有凉血止血的作用，能够抗溃疡、抗菌，对于牙龈疼痛起到治疗作用。

在《本草备要》之中称山楂可以"行气散瘀，消食磨积"，能够助消化，且微量元素以及维生素的含量都非常高。

没过两天，小刘非常高兴地告诉我，说她的病症完全消失了。但是，她自己还是有一些担心。毕竟，她目前的工作状态一直没有改变，这样下去，口腔溃疡再次复发的可能性非常大，于是问我有什么长期预防的方法。

于是，我告诉了小刘一个可以长治久安的方法：喝番茄汁。在《陆川本草》中记载"生津止渴，健胃消食"，能够消热除暑。而且，番茄富含维生素C、维生素A以及钙、铁、磷等微量元素，如果口腔出现溃疡，也可以选择含漱番茄汁的方法，而平时的时候多吃一些番茄也能预防口腔溃疡的发作。

此外，像茄子、白萝卜、菠菜一类富含多种维生素的蔬菜，以及花生、蛋类、动物内脏等含锌的食物可以起到预防口腔溃疡的作用。对于比较容易患上口腔溃疡的人而言，平时应该戒掉烟酒，不能多吃酸、辣、烤、炸的食物，工作中多喝水。尽量让身体水分充足。

当然，如果是极为严重的口腔溃疡，仅仅依靠食物是没有办法的，可以用维生素C 1~2片，研成粉末以后涂于患处，每日两次。一旦溃疡好转，便可采用食疗的方法进行调理。

## 鼻窦炎，你没试过的方法

张女士年纪越来越大了，身体素质下降得厉害，这次她刚刚搬到女儿家住，就不小心患上了感冒并来我这诊治。我发现她并不仅仅是感冒那么简单，因为她不但有鼻塞、头痛的症状，按压鼻子旁边的面颊也有明显的压痛，这是典型的鼻窦炎的基本特征。再一问，原来这已经是她很久以前的病症了，每逢感冒，症状就非常的严重。

鼻窦炎若是急发性的病症那么就需要抗生素了，我给她开了抗生素，另外还给她几个注射器，让她回家后用盐水自己清洗鼻腔。具体做法是：2~3克食盐，温开水100毫升，调成盐水，将注射器的针头去掉，在里面注满盐水并快速地注入到鼻腔中，两只鼻子轮流清洗多次。

张女士听完我的处方以后觉得非常的奇怪，她并不清楚其中的原理。其实鼻窦就是一些"黑洞"，这些"黑洞"长在了鼻子旁边的骨头下面，这些空洞在鼻腔里有个开口，与鼻腔是相连的，在正常的情况下，鼻窦中的分泌物是通过鼻腔排出来的。因为有鼻窦炎，这些的空洞中不仅有炎症，还有很多的分泌物，这就包括鼻腔中存在的黏稠的鼻涕，这样就会让鼻窦中的分泌物无法正常的排出。通过冲洗，可以尽快地把鼻腔中的分泌物排走，不让它将鼻窦的出口堵住，这样鼻窦炎也就会更快的痊愈。淡盐水能够消除水肿和炎症,能够明显提高鼻腔中纤毛的作用。

就是因为这个治疗方法效果非常显著,我们制订的《鼻窦炎诊疗指南》专门将这个方法列举了出来。只是在临床中,很多医生都对这个方法不重视,所以我跟张女士说这个方法的时候,她觉得非常的新鲜。

张女士回家之后就开始按照我说的方法治疗,一个星期以后,她对我说,冲完了之后感觉鼻子非常的舒服,有一种立马见效的感觉。她还说,以前鼻窦炎病发的时候,要十天左右才能够彻底的痊愈,这次的疗程明显缩短了很多!我告诉她,这种方法若是长期坚持下去,那么就会提高鼻腔中纤毛的作用,防止细菌进入,有效地治疗鼻窦炎,防止其再次发生。

我还告诉张女士,在现在的医疗设备商店中,有专门的清洗鼻腔的工具,这样清洗起来会更加方便一些,于是她就去买了一个。半年后再见到她,张女士说,自从他用了这个方法以后,任凭风吹雨打,鼻窦炎的毛病就没有再犯过。得了牙周炎,你就发一发"醋意"

牙周炎通常都是由牙龈炎引起的,一般是由细菌感染而导致牙龈、牙周膜、牙槽骨以及牙骨质部位出现慢性破坏性病损,最终导致炎症。随着牙周炎的发展,牙齿会逐渐松动,便导致了成人的牙齿丧失。中医认为,牙齿需要气血的濡养,肾阴亏虚、胃火上蒸、气血不足等情况都会造成牙周炎。

周女士因为牙龈炎的问题到我这里就诊,我检查了她的口腔,发现周女士的牙龈已经肿得老高,牙根开始松软,轻压牙齿,牙龈当中还有脓液溢出来。我认定了周女士得了牙周炎,便对她最近的情况进行询问。周女士说,她前些天在刷牙的时候发现牙龈出血很严重,但是没有疼痛感,便没有放在心上,今天在吃饭的时候感觉牙龈有一些松动,咀嚼食物的时候感觉非常的胀满,这才感觉是不是牙龈发炎了。

将近四十岁的周女士从事市场营销工作，外出出差是家常便饭，正常的作息时间对于她来说是一个奢望，加班熬夜，气血亏虚，加上在饮食上不足、经常出差而忽视口腔卫生，因此便出现了因为上火而引起的牙龈肿胀、刷牙出血的情况。

因为自己的工作状态不能改变，周女士就问我有什么好的方法可以治疗牙周炎。于是，我推荐给她一个小偏方：用50毫升的醋兑上凉白开水漱口，持续两个星期。在《本草经疏》之中记载，醋"酸能敛壅热，温能行逆血"，因此醋能消食开胃，消肿软坚。醋当中含有琥珀酸、醋酸、山梨糖、柠檬酸、维生素B1、维生素B2和烟酸、高级醇类等成分，可以起到杀灭流感病毒的作用，对肺炎双球菌、白色葡萄球菌、甲型链球菌、卡他球菌、流感杆菌有着极强的抑制作用，用醋杀菌是居家比较常用的方法。方子之中使用凉白开水可以淡化醋的酸味，而水当中的矿物质也可以起到辅助治疗的作用，如果换成山泉水效果会更好。

此外，含漱生姜水也能起到相同的功效。将适量生姜水煎好，用于每天早晨的漱口，甚至以生姜水代茶喝。科学研究发现，生姜之中含有抗菌成分，可以抑制细菌的生长繁殖，对于各种痈肿疮毒有治疗作用。

一个多月后，我偶然遇到周女士，她非常高兴地告诉我，她的口腔问题解决了，牙龈肿痛也消失了，她现在还是坚持用这个方法漱口，并且向很多有相同疾病的人推荐了这个方子。

有些人觉得生姜与醋都有很强的刺激性味道，这里还能选择另外一种替代品——金银花。金银花从古至今都被奉为解毒清热的良药，它性甘寒，清热但是并不伤脾胃，能够正气祛邪。

牙周炎的防治其实极为简单，大家在日常生活中必须要注意保养，每两三个月就应该更换一次牙刷，养成良好的饮食习惯，多吃富含维生素的蔬菜。

## 眼疲劳，轻松解决

我有一个老朋友是一个非常典型的工作狂人，一天最起码有十二个小时以上是对着电脑的。有时候还会通宵工作，所以双眼经常是布满了血丝，有时候都睁不开双眼。我就把这套手指护眼操教给他，让他在工作的时候也能保护好自己的眼睛。他开始按照我的嘱咐练习，再放眼远望，然后非常惊讶地对我说，真的很有效！

长时间看电视或者是电脑的人，眼睛会疲劳，从而影响视力。在上班族和学生中，眼疲劳的情况非常的严重，这就是我们日常生活中经常提到的亚健康的状态。若是每天都有很多的作业不能完成，有干不完的工作，这样就永远都无法摆脱疲劳。为了不让自己的眼睛过度的疲劳，我向大家推荐一个眼保健操，它能够在短时间内帮助你恢复视力，减轻疲劳。

若是发现自己的眼睛有视线模糊，看不清东西的时候，那么就要先放下手上的工作，找一个很舒服的地方躺下，放松，将双眼闭上，将双手放在胸前，做十指对压和握拳伸掌动作，连续几遍；将两只手的五指张开，互击指根和虎口；然后两只手握成拳头形状，轮流按压手心；大拇指依次弹其他的四个手指，重复做几遍。

在人的手指、手掌和眼睛的周围有很多的反射区、穴位以及经络，手指护眼操就是通过刺激这些反射区来消除疲劳的。手上的神经分布得非常密集，通过上面的方法，刺激手部的神经感受器，这样我们的大脑就会分泌内啡肽。这种物质能够很好地缓解眼部的疲劳，使精神放松。对于过度疲劳的人来说，这个操是非常有帮助的。

除了手操，还可以配合搓手的方法，这样效果会更加显著，具体做法是：先将眼睛闭上，再用力搓双手，等到手上发热了以后迅速用手捂住眼睛。每半分钟重复一次，4～5次即可。在操作过程中，眼球可以在热热的手掌下轻轻转动几下，这样就会促进视力的恢复；然后慢慢地把眼睛睁开，向远处看。这时候你就会感觉眼睛非常的舒服。

这种方法也可以叫作热敷，通过热搓的方法让眼睛加热，可以促进局部的血液循环，使眼部的肌肉充分放松。两只手用力搓的时候还会产生静电，在捂住双眼的时候，就会产生静电刺激的效果。

建议大家在长时间对着电视或者电脑的时候，都可以试试这个小偏方。最好就是有一个好的习惯，长期坚持，这样我们的视力和精神才会越来越好。

# 老年斑，番茄祛斑快

张大妈有一个好朋友，前一阵子在家洗澡，不小心跌了一跤，痛得根本就站不起来，等到了医院一检查才知道，股骨已经是轻微骨折，医生说造成这种现象的原因是骨质疏松，轻轻一摔就造成了这么严重的后果。张大妈很担心，她害怕自己在未来的某一天也会这样，于是就跑过来问我有没有什么方子可以预防。我告诉她，想要预防骨质疏松，最先要做的，就是补钙；另外，有一种食物也要经常吃，这种食物就是番茄。

有些人说番茄是不能经常吃的，这是因为番茄中含有尼古丁的成分，因此吃番茄就等于吸烟，这样的说法是不科学的，危言耸听。番茄并不是有害的食品，相反却是非常健康的食品。番茄中虽然含有少量的尼古丁，但是含量非常的低，根据测量，要吃一吨的番茄才能够抵上一根香烟中的尼古丁的含量，所以完全不用担心。

张大妈听到后非常欣慰，但是还是想知道为什么番茄能够预防骨质疏松。我就告诉她，这是因为番茄中含有一定量的番茄红素，这是一种非常强大的抗氧化剂，能够强力地"拆除"人体中的自由基，因此番茄红素能够有效防治骨质疏松。曾经有人进行临床试验，让试验对象吃含有番茄红素的食物，七天之后就发现，他们的骨骼有明显的改善。

我看到张大妈的脸上还有一些老年斑，于是我就顺便告诉她，经常吃番茄不仅仅能够预防骨质疏松，对于治疗脸上的老年斑也有一定的效果。不过想要达到这种效果，最好的治疗方法就是：将番茄切成片，或者将纱布放在番茄汁中浸泡，敷在色斑的部分，大约半个小时，每周1～2次，这样坚持几个月之后，效果就会非常的明显了。番茄红素还有明显的保护血管的作用，能够防止动脉硬化的产生，因此就会预防冠心病、脑中风等疾病的发生。

除此之外，番茄红素还有一定的抗癌作用。很多研究都表明，很多癌症的发生，都与番茄中的番茄红素的摄入量有关。若是摄入大量的番茄红素，发生前列腺的危险就会下降20%。所以说，番茄能够治疗癌症是有一定的科学根据的。

番茄红素是脂溶性的，不会溶于水，如果只是吃新鲜的番茄，或者是新鲜的番茄汁，番茄红素就不容易被肠道吸收。所以，应该将番茄和植物油一起炒熟了，让番茄红素与植物油溶解在一起，这样才是最科学的吃法。

做番茄的方法也很简单，例如番茄炒蛋、番茄汤等。如果可以的话，最好是每天都要服用半斤的番茄。听了我的介绍，张大妈非常的高兴，回家后就开始吃番茄。半年以后，她的气色果然好多了，在我这里体检的时候，我还发现他的骨骼也非常的健康。

## 葱花木耳，让你听得更清楚

耳聋、耳鸣在耳科疾病中被称为两种症状，但是发作的时候常常是同时出现，病理也基本相同，所以医学上往往将两者放在一起研究。听觉系统的传音、感音功能异常所致听觉障碍或听力减退统称为耳聋。耳鸣则是指患者耳内或头内声音的主观感觉，起因大多是听觉功能的紊乱。

李女士是一所中学的音乐老师，平常唱歌弹琴与良好的耳力是分不开的。近日，她一直受到耳鸣的折磨，总觉得在脑海之中有嗡嗡的声音，给她的工作带来了很大的困扰。李女士到我这里就诊，希望我可以帮助她从这种环境中摆脱出来。

通过李女士的叙述我了解到，她之所以患上耳鸣就是因为小区附近的工地施工，经常到了晚上还机器轰鸣。李女士一向都是在安静的环境下睡觉，加上她比别人灵敏的听力，所以每天晚上都被轰隆隆的机器吵得睡不着觉。在这种情况下，李女士的心情也越来越差，精神紧张让耳鸣的情况也随之加重。

中医认为，耳聋耳鸣所产生的原因一般为风热侵袭、暴震外伤，内因就是肝火上炎、耳窍失养，一般的做法就是补肾益精、益气健脾。由于李女士耳聋的问题并不是十分严重，我便找了一个食疗的方子给她。先将少许的木耳泡发、洗净，再准备鲜葱花若干，将二者炒熟食用，每天只需吃一次，七天一个疗程，对于李女士这样的轻度耳聋非常有效。黑木耳性平味甘，具有补气补肾的作用；葱花则能解郁温通、理气止痛，两者结合对于耳鸣有很好的治疗效果。

李女士按照我说的方法食用了一个星期，来复诊的时候耳鸣基本消失。现代社会生活节奏很快，人们长期处于紧张、疲劳的状态，一旦遇到外界刺激，或长期使用耳机听音乐，就很容易患上耳鸣。为此，我建议李女士应该保持愉悦的心情，注意休息，注意养护气血。烟酒是造成耳聋的一大帮凶，因为烟酒中的有害物质会对循环系统造成破坏，加重耳内神经、血管缺氧，加剧耳鸣。另外，耳鸣患者还要注意不可食用辛辣食物，如花椒、咖喱、韭菜等。

## 金银菊花茶，中耳炎患者的最佳饮品

化脓性中耳炎是由细菌感染而引起的中耳化脓性病变，一般情况可以分为急性化脓性中耳炎和慢性化脓性中耳炎。急性化脓性中耳炎一般起病急剧，耳朵痒痛肿胀，听力减退，时常伴有发热症状；后者一般都是由急性传染病诱发的，表现为耳内肿胀疼痛，有清白稀脓断续出现等。

小王因为患上了化脓性中耳炎到我这里治疗，我按照习惯询问了小王的工作情况。小王称，他在报社做新闻采访工作，刚刚毕业，每天都是跟着前辈到处跑，给领导打下手，做最基本的工作，积累经验。据小王介绍，由于他所在的报社主要做社会新闻一类的内容，一直在外面奔波，只要有新闻事件发生，无论是吃饭还是睡觉，都必须立刻一起与领导到事故现场采访。另一方面，因为小王并不是正式职工，只算是实习，每个月只有很少的补助，并没有其他的收入来源，所以生活上十分拮据，每天过日子都需要精打细算。超负荷的工作、巨大的经济压力，让小王整天处于极为焦虑的状态，可是他又不能将情绪发泄出来，只得咬牙坚持。

从中医学的角度来看，化脓性中耳炎多因肝胆、三焦蕴热，复感外邪、风热上扰、凝聚于耳底，时间一长腐化成脓。这与小王所描述的工作情况完全相符，可以说，小王就是因为巨大的工作压力，心情焦虑，导致风热上扰，最后导致了化脓性中耳炎。

由于小王的病症只是早期情况，我便开了一个内服的药方，主要是为了解火清热，化湿散风。药方极为简单，取等量少许金银花、菊花用开水冲泡饮用，直至症状完全消失。

金银花消暑清热，止渴解毒，一般都会用金银花调至清热的茶饮。根据研究发现，金银花还有抗病原微生物作用，对于各种致病菌例如大肠杆菌、溶血性链球菌、金黄色葡萄球菌、痢疾杆菌等都具有一定的抑制作用；对于脑膜炎双球菌、肺炎球菌、结核杆菌可以起到抑菌杀菌作用，对痈肿疔疮、肠痈肺痈有较强的散痈消肿、清热解毒、消炎作用。在《本草经百种录》之中记载菊花"能治头目肌表之疾"，能够清热疏风，降肝火，而通过药理研究表明，菊花中的菊苷、腺嘌呤、氨基酸以及各种微量元素对链球菌、葡萄球菌、流感病毒和皮肤真菌都具有一定的抑制作用。

过了大约一个礼拜,小王到我这里复诊,他的中耳炎有了很大的好转,于是我建议他继续服用一段时间,必能完全康复。心情抑郁,过大的压力,上火心急极容易患化脓性中耳炎,所以这类人群应该注意锻炼身体,及时将身体的湿热祛除,只有坚持锻炼身体提高免疫力才能彻底的告别炎症。

## 喝些胖大海,解除慢性咽炎的困扰

慢性咽炎多是指慢性感染所引起的弥漫性咽部病变,一般都发于成年人身上,并且往往伴有其他呼吸道疾病,急性咽炎反复发作,鼻炎、鼻窦炎的脓液刺激咽部,或鼻塞而张口呼吸,均能够导致出现慢性咽炎的症状。中医学认为,慢性咽炎是因为肝肾不足、虚火上炎所导致的,所以在治疗的时候应该以润肺滋阴、降火滋阴为主。

前不久老家的一位亲戚打来电话,说自己得了慢性咽炎,非常的痛苦,但是又不想到医院花钱,让我想办法,看看是否有什么简单有效的方法治疗。我的这位亲戚是一个老实巴交的农民,基本的生活就靠家里的几亩地,所以我能够理解他的心情。我于是对他进行询问,原来他喉咙曾经发炎,当时只是吃了一些消炎药,但是总不见好就不吃了。

非常明显,亲戚的慢性咽炎是由急性咽炎引起的,而且他的嗜好就是烟酒,这都对咽喉是有很大危害的。

根据亲戚的家庭条件,我给他开了一个既经济又实惠的方子:胖大海3枚,菊花和金银花各10克,开水冲泡15分钟,加入蜂蜜做茶水饮用。

胖大海味甘性寒，有利咽开音、止咳清肺的功效，在《本草正义》中记载，胖大海可以"开宣肺气，双咳豁痰"，是中医治疗咽喉疾病常用的中药材。蜂蜜性平味甘，对慢性疾病可起到辅助治疗作用。在《本草纲目》中称其可以"和营卫，润脏腑，通三焦，调脾胃"，能润肺止咳，润肠解毒，补中缓急。菊花也是中医比较常用的中草药，具有清热、疏风、解毒、明目之功效，能够对心胸烦热、头疼、肿毒等症有治疗作用。金银花从古至今当被认为是清热解毒的良药，它性甘寒气芳香，甘寒清热但是并不会对胃造成损伤，既能宣散风热，又能清解血毒，尤其是针对各种热性病，如发疹、身热、咽喉肿痛等症状有显著的效果。

大约过了半个月，那位亲戚专门打电话致谢，说他的咽炎症状完全消失了。我于是叮嘱他，不要因为病情小就不重视，不舍得去医院治疗，要是引起别的疾病就更麻烦了。生活当中应该注意自己的健康问题，干活的时候应该做到劳逸结合，多喝水帮助身体代谢。我还特意提醒他，必须戒掉烟酒，避免食用油腻、辛辣的食物，做好保护喉咙的工作。

慢性咽炎的治疗有很多的方法，桃仁也是治疗慢性咽炎不错的选择。每天吃10枚不去掉外皮的核桃仁，分早晚服用，也能够对慢性咽炎起到一定的治疗作用。核桃仁能够对肝肾起到滋补作用，能够补脑温肺，通过补肾益气、润肺养阴而对身体进行调节，最终达到治疗慢性咽炎的目的。慢性咽炎的产生一般都是由其他症状引起的，如果得了鼻炎、感冒、扁桃体炎之类的邻近器官疾病，必须早治疗，以防止发展为慢性咽炎，平常应该注意口腔卫生，多吃蔬菜和水果，不要长时间讲话或高声喊叫。

## 长了针眼，就用金银花消炎

睑腺炎俗称为针眼，又称麦粒肿，是指化脓性细菌侵犯眼睑腺体而出现的急性炎症，可分为外睑腺炎与内睑腺炎。外睑腺炎表现为眼睑红肿，有极为明显的压痛感，数日后近睑缘部位形成硬结，三到五天能够转化，形成黄包脓点；内睑腺炎表现为睑板腺开口处轻度充血，睑结膜下出现一个黄色脓点。

小郑是报社的实习记者，热情诚恳，单位有什么事情都抢着做，工作十分辛苦但每天都非常乐观。一天她到我这里就诊，眼睛上出现了一个小小的针眼，她以前并没有当回事，但是因为进来一直没有消退，所以便来就诊。针眼虽然不是什么非常严重的疾病，但毕竟是眼睛部位化脓，万一造成眼部的其他位置感染那就不妙了。

小郑告诉我，这几天的工作比较忙，单位最近结过婚的同事一直请假，她只能顶班。好几天都没有好好地洗一把脸，可能因为细菌的滋生感染的缘故，加上小郑特别喜欢吃辣，时常胃部积热，循经上攻眼睑，生出了针眼。中医学认为，人体内部遭受风热的袭击，热毒上攻时容易煎灼津液，就极容易生出疮疖。

我于是给小郑开了一些金银花，每 30 克为一服，用水煎煮之后祛除渣，用毛巾浸湿后对患处热敷，如此反复，对于她这一类针眼非常有效。

金银花有杀菌、消炎、解毒的作用，对痈肿疔疮、肠痈肺痈有较强的消肿散痛功能，对链球菌、葡萄球菌等细菌可起到一定的抑制作用，金银花经常被中医用来散毒去痛。

小郑用这个简单的方法开始治疗，不到三天，针眼就彻底不见了，整个人也精神多了。

其实，治疗针眼的方法非常多，而且都是很简便的。比如，可取白菊花 10 克，用水煎过之后内服，第 2 次水煎后外敷，一日早晚各进行一次，效果非常明显。白菊花性辛、甘、苦，微寒，归入肝经。能够平肝明目，疏散风热，对目暗眼花，或肝火上攻所致的目赤肿痛等病症，能够起到解毒清热的作用。特别是能够解除疔毒。临床实践证明，白菊煎剂对变形杆菌、绿脓杆菌、大肠杆菌、宋氏痢疾杆菌及霍乱弧菌等都具有极强的抑制作用，且富含菊苷、氨基酸、黄酮类及多种维生素和微量元素。本方内服外敷同时进行，可以更好地治疗针眼，特别是针对于那些体质湿热，体内热毒较盛的患者。

蒲公英也是解毒清热的良药，用 60 克蒲公英和 15 克菊花水煎，头煎内服，第二煎可对眼睛进行熏蒸，每次不超过 20 分钟，每日 2～3 次，效果就会很快地凸显出来。

## 野菊花洗洗眼，缓解你的红眼病

有些人因为嫉妒心理非常强，看到别人比自己过得好，总会去指指点点，讲别人的坏话，这样的人，大家俗称为红眼病。我们这里讲的红眼病并非这种心理疾病，而是直接与我们眼睛有关的疾病。在医学上称之为结膜炎，主要是因为病毒、细菌感染所导致的，经常在夏秋两季多发，具有一定的传染性。

有传言曾经说，只要见到红眼病人，就会患上红眼病，其实这样的事情是子虚乌有的，只要我们注意个人的卫生，在揉眼睛之前养成洗手的习惯，就能预防传染。

我的一个好朋友与女友一起到外地旅游，住在一间小旅馆当中。女朋友不小心患上了红眼病，朋友没有放在心上，没想到自己也被传染了。这种病非常可恶，眼睛又痛又痒，说不出的疼痛。我的朋友开始购买氯霉素眼药水、金霉素眼药膏，还有一些杀菌止痒的眼药水，然后他们不是点就是涂抹，但是症状一点都没有好转，只好打电话向我求救。

我在电话当中了解两人的情况，他俩的眼中有一种似水的分泌物，量不多也不黏稠。于是我告诉他们这一类的红眼病应该是病毒性的。所以用氯霉素、金霉素等抗生素都是没有作用的。我建议他找一些野菊花，然后用开水泡上 10 分钟，等水温降低之后，就能用来清洗眼睛，让水液进入眼皮下，使眼睛可以与菊花水接触。每天清洗三次，一般当天就能见效，只需要坚持两三天，就能够治好红眼病。

我朋友与女朋友两个人按照我的方法，在旅游地区附近寻找野菊花，他们找到了不少，拿回去洗干净，再泡水之后用消过毒的纱布清洗，果然眼睛不是以前那样疼痛了。

以前，红眼病往往都是由细菌引起的，所以用抗生素一类的药膏可以治愈。但是今天与往常不同，现在很多的红眼病都是由病毒感染导致，用抗生素根本不起作用，患者应该选择抗病毒眼药水，如阿昔洛韦眼药水等。

即使不确定红眼病是由细菌还是病毒所引起的，用野菊花水清洗眼睛也是正确的。野菊花当中含有非常丰富的黄酮类化合物，具有抗病毒、杀菌的作用，对于治疗红眼病具有明显的效果。

这个偏方，需要患者清洗眼睛十余分钟。为什么要这样长的时间呢？主要是为了让药水长时间保存在眼睛中，并冲洗局部分泌物，这样才能充分杀死病毒或细菌。

野菊花，也能适用于针眼的治疗。针眼又称麦粒肿，是眼睑部位感染所引起的化脓性炎症，由于野菊花具有很好的抗菌效果，所以清洗效果显著。

第四章

养好内脏，小偏方
轻松搞定『内部问题』

## 拉肚子不用愁，米汤加点盐

我的朋友前几天吃露天烧烤，因为吃了一些毛豆，便感觉肚子疼痛，不停地拉稀。朋友想起了我，于是便给我打了电话。我知道原委之后，便告诉了他一个办法，非常简单，就是将炒米放入水中煮成米汤，然后放上一小撮盐，调和之后再喝。朋友按照我的方法进行，过了几个小时，腹泻马上止住了，人也精神多了，一晚上就完全康复了。

炒米治腹泻是一个非常古老的方法，而且效果非常明显，炒米是温性的，米可以起到养胃的作用，所以用炒米能够温胃健脾，散寒祛风，起到止泻的作用。其实，这样吃坏东西而引起的腹泻，只要将腹中的脏东西排泄干净就可以了。腹泻最危险的就是不停地拉稀，水分、盐分一直向外排出，出现脱水、电解质紊乱。我的朋友表现出眼眶凹陷、有气无力，就是体内脱水、低钠的症状。若是腹泻的患者是儿童，甚至会危及生命。

这时候若是喝生理盐水，处于腹泻时的肠道是无法吸收盐分的，不管喝多少盐水，很快都会穿肠而过，根本不能为身体内部补充水分。20世纪60年代，根据研究表明在盐水中加入一些葡萄糖，通过肠道的葡萄糖—钠离子偶联吸收机制，可给处在腹泻状态下的身体补盐、补水。

在印度和孟加拉国中一些难民的居住地，经常爆发霍乱一类的传染性疾病，一个难民营中得这种病的不下千人，靠传统方法补液起效过慢，只有通过葡萄糖与盐水的结合才能应付过来。但难民营当中是没有多少葡萄糖的。为了营救更多的人，通过进一步科学研究，炒米、炒米粉（熟米粉）这些随处可见的食物，可以用来代替葡萄糖，因为大米之中最主要的成分就是淀粉，分解之后就能产生葡萄糖；而且米汤还有止泻的作用，能直接减少患者的排便量，同时缩短人体排便的时间。

在米汤之中放入盐治疗腹泻是一种比较有效的方法，备受腹泻苦恼的朋友不妨试试看！

## 护肝养肝不吃药，只需一点点甘草

通常大家一旦听说某个人患上了乙肝，那么可能就不喜欢与他接触，小邓时常为此发愁。他白天上班非常的劳累，而且有很多的应酬，极容易劳累，去医院一查，结果是肝功能指标过高。小邓的身体状况一直不大好，曾因疾病多次入院治疗，打针吃药虽然能控制病情，但肝功能指标没有几天正常的，让他感到压力很大，也影响工作。

肝病专科的医生向他建议使用干扰素和拉米夫定的方法，但是因为价格过于昂贵，加上服药时间长，担心药物出现副作用，小邓一直对这样的治疗方法持怀疑态度。医生建议他注意休息，把酒戒掉，可以避免疾病复发。对于医生的告诫，小邓心中清楚，但是因为出门在外，为了生活也不得不如此。后来，经人介绍找到我，希望我能帮助他。

我向他推荐的方法就是喝甘草茶，加班过于劳累或是应酬喝酒都能泡水饮用，一周喝上几次。用甘草治疗肝部慢性病，已经有很长的历史了，这味药最早记载在《神农本草经》，并列为养肝佳品，称其"主治五脏六腑寒热邪气，坚筋骨、长肌肉、倍力气、解毒"；在《本草纲目》当中也有这样的记载："诸药中甘草为君……故有国老之号。"

关于甘草名称的由来，有一个非常有趣的故事：从前，有一位郎中接诊几位病人，让他们隔一天来拿药，结果郎中出去采药很久未归。郎中的妻子为了应对这些病人，就将灶台的干草切成细片，用纸包好分发给那些患者。天已经很晚了，郎中才回家，妻子担心丈夫责怪，就并未将这件事告诉他。过了几天，拿药的几位患者带着礼物感谢郎中，说吃了他的药，随即康复了。郎中听完妻子的解释，恍然大悟，此后他经常利用干草治病，后来觉得这样叫不好，并把"干草"改为"甘草"。

甘草当中含有甘草酸等有效成分，通过抑制补体应对肝细胞损害，从而起到护肝的作用，并且通过改变细胞膜通透性阻止病毒进入肝细胞，从而起到抗病毒的作用。此外，甘草还能够附着在肝细胞内抑制乙肝病毒，因此在肝病治疗上效果非常显著。

小邓了解甘草的神奇功效之后，回去购买了很多的甘草，经常泡水服用。再见面的时候已经将近一年了，已经有半年没有感觉那样的乏累了，肝功能指标一直保持在正常范围内！

不过，大家需要注意的是，长期服用甘草，容易引起血压升高、身体水肿，所以，那些高血压以及肾功能衰弱者，应该谨慎选择甘草。

## 治疗消化道溃疡的小药方

俗话说:"人是铁,饭是钢。"只要一顿饭不吃或者没吃饱,身体就会觉得不舒服、难受,如果长期不注意饮食规律和保护肠胃,就很有可以患上肠胃病,比如胃溃疡或十二指肠溃疡等,肠胃病患者在病症刚开始的时候,大多都对其掉以轻心,把它当成是普通的胃病,自己买点胃药吃吃就算了。虽然自己买药吃的确可以起到一点效果,但是却很难根治,而且反反复复之后,病就拖得越来越严重了。

万先生就是这种情况。作为一个生意人,他经常忙得顾不上吃饭,然后又常常空着肚子陪他的客户们喝酒,这样几年下来,他的胃就出了很大的问题。有的时候还会有黑便,去医院检查,做了一个胶囊胃镜,最后诊断为胃溃疡,还有幽门螺杆菌感染。医生给他开了一些药,但因疼痛比较轻微,万先生也没有对此太在意,吃了几天药之后感觉似乎没什么大碍了,就把药往旁边一扔,完全忘记了医生叮嘱他要按疗程服药。

一个多月之后,他的胃部又开始有点隐隐作痛了,不过没有黑便,于是他又吃了几天医生给他开的药,感觉又不痛了,就这么吃吃停停反复了几次。再过了一段时间,他的胃痛又一次发作了,而且又有了黑便的症状,他再像以前那样吃药,发现已经没有效果了,于是他只好再一次来到医院看病,在朋友的介绍下找到了我。

我看了看他带来的病历,之前的医生给他开的处方当中有两种药。其中的一种叫"奥美拉唑",是用来减少胃酸分泌的,这可是正规的胃溃疡三联疗法的用药,本来的话这药治疗胃溃疡的效果应该是非常不错的,不过万先生却这样服服停停,中途还自行服用过其他药物,药效就大打折扣了。

我认真思考了一下,最后决定用中药的方法给他调理,考虑到万先生的工作相当繁忙,就给他开了一个非常简易的偏方:大黄和白芨各200克,打粉后备用,每日饭前一小时用温开水冲服,坚持4周。

万先生看这偏方确实非常简单易行,于是就老老实实地坚持服用了两个星期。回来复诊的时候他说,上次看完病之后,当天回去他就依方服用,胃痛就感觉明显减轻了,到了第二天,他的大便颜色就恢复正常了,胃痛的症状也完全消失了。在这两个星期里他一直在按偏方吃药,胃痛、黑便再也没有出现过,问我这药是不是还要接着继续吃下去。我告诉他最好还是再坚持两周来巩固疗效。于是他老老实实又吃了两周,再回来复诊的时候,自诉的症状已经全部消失了,我让他去做了一个呼气试验,检查后发现幽门螺杆菌已经完全没有了。

现代研究发现,大黄对于幽门螺杆菌具有较好的杀灭和抑制的作用,在所有能杀灭幽门螺杆菌的中药当中也是排名相当靠前的,而且它还可以改善肠胃黏膜中的血液灌注量,从而改善胃部的微循环,使肠胃的气血流畅地运行。此外,它还可以起到直接凝血、止血的效果。早在汉代张仲景的《伤寒论》中就曾记载过大黄可以用来治疗吐血,现代临床上也同样会使用大黄来治疗消化道出血。

白芨当中含有白芨胶,可以牢固地粘在消化道黏膜的表面形成一层保护膜,从而有效地保护溃疡面,以促进其修复愈合。而在溃疡出血的局部,白芨还能增强血小板的功能,以促进血液凝固,从而达到止血的效果。这两味药并不仅仅只能用于病情不太急的消化道溃疡，哪怕是消化道大出血，在临床上也会经常用到。

要特别注意的是，大黄和白芨这两味药打成粉之后冲服，必须要一口气喝下。主要原因是白芨冲水之后会变得特别黏，如果慢慢喝，白芨就会附着在口腔黏膜上，口感自然就不好了。注意冲服的时候水要少放些，把粉调成糊状，如果感觉糊状难以下咽，就尽可能减少水的用量，让药物的浓度越高越好。当我们遇到口感不好的中药时，用不着担心，只要讲究一点冲服技巧，吃中药也可以吃得轻轻松松、快快乐乐的。

## 解决胃病，品尝这个美味

在我们的身体之中，胃是一个直接通过食物与外界接触的器官，尤其容易因外邪侵袭而患上各种胃病。但是需要对我们的祖先进行感谢，他们已经将一些治疗疾病的药物渗透到我们食物当中，让我们不用去找大夫，也不用闻难闻的消毒水气味，在不经意的时候，就可以通过食物治疗我们的疾病。经过上千年的相互交流，许多的医学常识都与我们的生活联系在了一起，例如风寒感冒的时候喝生姜水，夏天解暑气喝绿豆汤等。

每次去广东办事情，那里的朋友都是非常的热情，又是早餐又是下午茶，还有夜宵之类的，每顿菜肴都与养生有关，每种食物，他们都可以讲出药理。但是让我记忆最深刻的，是在正餐之前的汤品，这些汤或者饮品都会加入一些药材，比如黄芪、人参、枸杞子等，而且在喝汤以前，都会听到"暖胃""养胃"之类的话，让人胃里非常的舒服。

胃处于我们身体的中焦，胃部喜欢温润，厌恶燥热，在吃饭以前喝一些汤，不但可以让胃温润起来，同时还有开胃的效果，而汤的营养，人在空腹的时候是最易吸收的，所以南方所讲的饭前汤，是很有养生道理的。

广东有一道非常有名的汤叫作老鸭汤，具体的做法是：老鸭一只，加上丁香、黄酒、葱、姜等，在一个非常大的瓦罐中蒸，经过老鸭汤店的时候，很远的地方就会闻到很香的气味。这道汤可以说是养胃佳品，老鸭汤不仅可以理气补虚、散寒养胃，还能通畅气血，经常喝老鸭汤的人，很少有得胃病的。在中医食疗当中，老鸭汤可以说是治疗慢性胃病的一种美味佳品。

在我们的脏器之中，胃是唯一个通过食物与外界接触的器官，所以容易受到侵害，比如风中的寒气、很凉的食物水果、食滞、气郁、痰瘀等，都会引起胃气的瘀阻，导致胃功能失调，引发胃病。

在中医学中，对于治疗胃病，有一个非常庞大的体系构成：有的人是因为上腹胃脘部位感到非常的不适，有的人因为下部胃部的不适，有人饭前不适，有人是饭后的疼痛，甚至恶心、呕吐……仔细讲解，好几天都解释不完。

还好，要感谢我们的祖先，让我们通过美味的食物就可以治疗疾病。除了前面介绍的老鸭汤，还有一种羊肉大麦汤也对胃病有治疗效果。

做法非常的简单，将羊肉和大麦按 3∶1 的比例放入锅中煮熟，然后放入一些盐，美味可口的羊肉大麦汤就做好了。羊肉有和胃健脾的作用，而大麦益脾温胃，这两种食物都可以起到养胃的作用。将两种食材放在一起，能够很好地治疗胃病。我治疗的一个患者，就是每天喝羊肉大麦汤，将多年的老胃病治好了。

假若是因为得了胃病去看大夫，不同的大夫可能会开出不同的方子。那么这是为什么呢？因为不同的方药，针对病症的侧重是不一样的。比如因为胃部的郁热导致的胃脘疼痛，一般就会采用丹栀逍遥散治疗，并根据病情配合连翘、黄连、延胡索等；而别的大夫可能会开薄荷、煨姜；还有的医生会开胃舒平、三九胃泰等。并且即使是一个大夫对一个病人，每次的药方也不一定是一样的，这就是"辨证施治"。

同样，治疗胃病的食疗方法也有很多，除了上面介绍的汤品，白胡椒烩羊肚、豆蔻馒头、萝卜饼、健胃粥等，也对胃脘疼痛的胃炎有治疗作用。甚至餐馆当中免费提供的大麦茶，也是温胃健脾不错的选择。八仙过海各显其能，比如我的一个病人，胃病治好了，以前失眠的症状也没有了，然后神经衰弱的症状也消失了。这些病之间的关联非常的大，一个病症治好了，有些病症也会随之消失。

## 便秘了，可以尝试用桃仁

我有一个朋友，他的父亲已经便秘一个星期了。据说以前买一些清肠道的茶就会好。现在却失效了，老人已经很多天没有排便，肚子里的毒素一直没有排出来，因此影响到了整个人的身体健康。

我赶忙给老人开了几个开塞露，让我们这里的护士给他灌肠。在灌肠以后，老人果然排便了，脸上也露出了笑容。但是我的朋友依旧非常担心，这次靠灌肠解决了，那以后再便秘要怎么办？难道每次都要来医院灌肠解决吗，或者用开塞露塞肛门？他的父亲非常反感用开塞露，从心底会有一种抵触的情绪。

我这个时候就告诉我的朋友，有一个偏方可以有效地根治便秘，这个偏方就是吃核桃，每天吃半两核桃仁，就可以有效地缓解便秘的症状。

就这样过了一个星期，我向朋友询问他老父亲的状况。然后得知他的父亲从回去之后就开始吃核桃仁，第三天的时候就已经开始排便了，然后每一两天都会排便一次，并且大便畅通，干湿正常。我告诉朋友这个方法要长期坚持下去，不仅仅是能够起到通便的作用，还能够有效地防止动脉硬化，预防老年痴呆。

这是因为核桃中含有非常丰富的核桃油，同时还含有大量的纤维素。吃进肚子里后，核桃油就会软化大便，润滑肠道。此外，粗纤维在吸收水分以后会膨胀起来，从而刺激肠道运动，这样就能够达到治疗便秘的作用。之前给他父亲用的药物都是刺激性的药物，通过直接收缩肌肉来治疗便秘，长时间用的话，就会导致药效减弱。

在中医学上，这种老年人便秘是一种"无水舟停"的现象，这句话就是说老年人血虚、津少，大肠得不到滋润，当大肠中的津液不足的时候，就会便秘。若是长期使用那些刺激的药物，只会让津液更加的不足，那么就像是一条停在枯水里的船，无法向前，只有当河里注满了水，船才能继续前进。

## 防治冠心病，日常蔬菜显神通

冠心病是心脑血管疾病的一种，这种病是多发在老年人身上的缺血性心脏病，这个病对于生命造成了很大的威胁，我们日常生活中绝对不能忽视。早期冠心病的症状是心脏有紧压感，隐隐作痛。随着病情不断地恶化，到了后期，发生冠状动脉严重狭窄的时候，就会非常频繁地出现心绞痛，严重者会出现心肌梗死。到了最严重的时候必须要进行冠状动脉支架手术了，而且费用非常的昂贵。

张大爷是我曾经诊治过的一位冠心病患者，前几年因为胸闷被送入医院治疗，诊断出有冠心病。最开始的时候，医生给张大爷开了降脂药和阿司匹林，让他长期服用，防止心脏的冠状动脉进一步狭窄。但是张大爷的胃非常虚弱，吃了一段时间的药就感觉胃痛，医生估计是阿司匹林的副作用，于是换成了氯吡格雷。换药后，张大爷心口不再疼痛了，但是这个药十多块钱一粒，让大爷有些接受不来哦！

他吃了一段时间的药物，看心脏没什么事了，害怕多花钱，就停了药，结果没多长时间疾病就复发了，几年来住院吃药就花费了很多钱。张大爷不是退休职工，也没有参加医保，住院吃药都是自费的，这令他非常苦恼，经人介绍，于是专门找到我。

我告诉张大爷，之前医生开的药物并没有问题，都是防治冠心病的常规药物，但是因为药物昂贵，张大爷根本负担不起，所以我建议他试一下醋豆的偏方，一日三餐作为菜肴食用，也能起到作用。

制作醋豆的方法极为简单，买一斤黑豆（或者黄豆），将当中的杂质、坏豆去掉，晾洗干净，煮熟之后可以将它贮藏在一个玻璃罐子中；买1千克9度米醋，让醋完全淹没黑豆，将瓶口封严，半个月之后就可以食用了。如果没有黑豆，也能采用普通的黄豆，也具有同等的作用。

吃豆，特别是吃黑豆的历史非常悠久。在《本草纲目》当中曾经记载一位名叫李守愚的长者，他的养生秘诀就是早晨就水吞服生黑豆二七枚，谓之五脏谷，到老不衰。生吃黑豆是难以下咽的，将黑豆煮熟之后用醋腌制，口感、味道就好了很多。

醋泡黑豆能够防治冠心病，其中发挥重要作用的就是黑豆，具体原因有两个。

第一个原因是，豆里含有异黄酮的成分。美国40岁到70岁女性的心血管疾病死亡率是日本同龄女性的8倍，因为在美国人的饮食结构中很少含有异黄酮的食物，而日本人喜欢吃豆子，摄入的异黄酮成分能够高出美国人7倍。异黄酮成分帮助人体降低血脂，还能直接作用于血管平滑肌，有效抑制平滑肌的细胞增殖，避免动脉血管上的斑块进一步增大；它能够起到与阿司匹林相似的作用，能抗血小板聚集，抑制血栓的形成。

大豆异黄酮还能对大动脉硬化基因有调节、抑制的作用，由于其众多优点，临床中已经从大豆中提取异黄酮制成的药品豆苷元片，专门治疗冠心病。经过检测得出，豆类中的黑豆与黄豆相比异黄酮含量更高，这就是为什么我们选择黑豆的原因了。

第二个原因，豆类当中亚油酸、亚麻酸的含量也是非常高的，这些都是一些不饱和脂肪酸，吃进人体之后与人体血液中的胆固醇结合，能够起到防治动脉硬化的作用，豆子用醋泡过之后，就可以提高人体内的不饱和脂肪酸的含量，所以保健作用更加的明显。

张大爷回去之后按照我的方法腌豆子，每日三餐都服用。一个月之后见到他，整个人精神矍铄，脸色非常红润光泽。治疗心悸、心慌，就是要"补气"。

前几年，张女士患上了病毒性心肌炎。开始的时候认为是感冒，于是就吃一些治疗感冒的药物，随后鼻塞、头疼的症状好了，但是胸口非常闷，而且有较为明显的心悸、心慌症状。

这种疾病虽然不是很常见，但是碰上了也是非常麻烦的。经过治疗，她的心肌炎基本痊愈了，但是却遗留下了心律失常的顽疾。一开始工作就精神紧张、身体疲惫，生气的时候就感觉心悸、心慌和胸口疼痛，但是经过休息，平常的时候症状又不是很明显，心跳也恢复了正常。医生诊断说是心肌炎过后偶尔发生的期前收缩（异位起搏点过早冲动而引起的心脏搏动，为最常见的心律失常），也没有什么好的处理方法，只是叮嘱她注意休息，避免情绪波动。张女士并不甘心，难道自己以后就这样病歪歪的，不能生气也不能劳累吗？经人介绍，找我治疗。

我告诉张女士，对于偶然发作的心脏期前收缩确实不提倡利用西药干预治疗，因为药物有很多的副作用，但是可以采用中药进行调理，见效虽然比较慢，但是比较安全。我便向她推荐了一个方子：用黄芪15克，以开水冲服当作每天的茶饮。

黄芪是非常有名的补气药物，有"补气诸药之最"的美誉，像张女士患心肌炎后出现的心律失常，从中医的角度来看就是外邪侵入，损伤了心气，用黄芪补心气是最佳的选择。黄芪里含有的黄芪总黄酮成分能够起到抗击心律失常的作用。因此不管是中医还是西医，这种简单易行的方法都能适用。

张女士按照我的方子每日泡黄芪水喝，过了一个月，告诉我非常有效。以前她到单位的时候，每个月至少发生2次心律失常，但近一个月只发生过一次，病症发作的时候症状也有所减轻，只要休息一刻就调整过来了。她继续使用这个方子，连喝了3个月，心悸、心慌已经完全康复了，并且心情大为改善。

黄芪是补益气血的良药，不仅能够治疗心律失常，还能帮助人体提高免疫力。此外，黄芪的抗衰老功能也得到证明。有人曾经做实验研究细胞生长寿命，结果发现，如果不使用黄芪，细胞在分裂繁殖到第61代的时候就会死亡，但经过黄芪之后，却延长至88～89代才死亡。所以，普通人可以采取黄芪泡水喝的方法，用来补气、强体、延寿以及提高免疫力。

若是总喝黄芪水感觉不是很好，也能利用黄芪熬粥喝。每次煮粥的时候只需要放入30克黄芪，大米数量自己掌握，小火炖熟即可。

## 缺铁性贫血，你意想不到的方法

缺铁性贫血是由于身体内的铁元素不足，导致了合成血红蛋白的原料不足而导致的。这种疾病属于全球性的，在临床当中常见，属于多发疾病。

李女士是一所大学的语文老师，酷爱传统文化。特别是非常喜爱茶文化，而且养成了喝工夫茶的习惯。因为大家是朋友，我便好心提醒她，茶叶当中有一种鞣酸，会与肠道内的铁元素相结合，影响人体对铁元素的吸收。

李女士在很小的时候就已经有了喝茶的习惯，并没有重视我说的话。后来，学校组织教职工体检，李女士被查出贫血，并且是典型的缺铁性贫血。医院的大夫给她开了一些补铁的常规药物，但是这样吃了一个月，再复查血常规，依然没有改善贫血的状况。她心里有些发慌，急忙向我寻求帮助。

我仔细询问她的情况，并做了检查，之后给她写了一个方子：就是采集蒲公英泡水喝，每日3次。李女士询问我："蒲公英的作用不是解毒清热吗？难道它可以治疗缺铁性贫血？"我让她先尝试两周，同时补铁药是不能停的，一起吃。

李女士见我信心十足的样子，就没有继续询问。她按照我的方法进行，两个星期后再到医院复查，果然有了效果，这让她非常高兴，并且向我询问蒲公英治疗缺铁性贫血的原理，她平常对于中医偏方也非常好奇，但是却从来没有见过我这个方子。

其实，从来也没有用蒲公英治疗贫血的方法，我给李女士开出蒲公英的方子，并非是用来治疗缺铁性贫血，而是针对其胃病。我知道她的胃经常感觉不舒服，胃胀、反酸，而且在按压的时候会感觉到疼痛，于是，我想到她的缺铁性贫血应该是因为喝茶过多导致的，很有可能就是因为胃肠道无法吸收铁元素，所以不管她吃多少补铁剂也是于事无补。

根据临床研究表明，引起缺铁性贫血最主要的原因就是胃病，胃病造成吸收铁元素不充足，而与胃病最相关的细菌则为幽门螺杆菌。古代医书记载蒲公英对于治疗胃病有奇特的效果，如清代《外科证治全生集》中记载："蒲公英瓦上炙枯黑存性，研末火酒送服治胃脘痛。"现代医学研究表明，它既能杀灭抑制幽门螺杆菌，也能修补损伤的胃黏膜，所以对于胃病的治疗效果非常好。胃好了，自然能够吸收更多的铁元素，所以李女士的补铁剂能够发挥出功效。

听完我的解释，李女士恍然大悟，还让我为她开一些真正补血的药物，恢复身体健康。我于是向他推荐了三红汤，这个偏方主要原材料为：红枣7枚、红豆50克、花生红衣适量（若是没有红衣，用花生也可，但是不能将红衣去掉），三味一起煮汤，与汤共同食用，一日一次。其中红枣的属性平和，益气补脾，所含的多糖成分能够增强人体的造血功能，对红细胞、白细胞、血小板功能都有很好的提升效果。根据医学研究表明，花生衣能够增加血小板的含量，同时能够帮助骨髓增强造血功能，所以三红汤所起的作用并非是补铁，而是起到增加营养、补益身体的作用，促进血红素的生成、代谢，加快补血的速度。

李女士按照我说的做，两个月之后到医院复查，血红蛋白指标已经完全正常了。

第五章

# 轻松解决外伤问题的小偏方

## 坚持小动作，帮你治腰痛

程先生是一名网络工程师，每天的工作就是坐在电脑前，经常是上洗手间的时间都非常的紧张，腰椎、颈椎等关节部位都出现了问题。

有一次，因为疼痛实在太严重了，到医院检查，被诊断为腰椎骨质增生，入院治疗半个月，疼痛感不见了。可是出院才五个月，又是疼痛难忍。十余年为了治疗腰痛的毛病，他尝试了很多的方法，但是根本不能断根。有时旧病复发，身体疼得一点也动不了，稍微一动就是撕心裂肺的疼痛感。

后来，经过针灸的治疗腰痛大为好转。但是程先生非常担心病情复发，便询问预防的方法。我告诉他，预防这个病并非难事，只需要他长期坚持单杠锻炼就可以了。

程先生有些困惑，我就跟他解释，对于腰椎疼痛的预防就是保护好腰椎，如何进行呢？就是利用腰背部肌肉的作用维持腰部的稳定，这是保护腰椎的最好方法。现代的研究发现，慢性腰痛反复发作的腰疼病患者都有共同点，就是他们腰肌力量比较薄弱。腰肌不合格，就不能起到保护腰椎的作用，自然疼痛反复发作。经常进行拉单杠锻炼，就是增强腰肌的动力，让它变强，提升腰肌的"质量"，有助于腰椎部位稳定性增加。但是，肌肉的锻炼并非一日之功，如果不长期坚持，那么这个方法并不会产生突出的效果。

拉单杠的具体操作方法有两步：第一步，双手拉单杠，双脚尖固定踏地，用腰部肌肉前后均匀摆动，约 30 次；第二步，双手拉单杠，用手臂的力量将整个身体撑起来，这时候双脚离开地面，并且腰部前后摆动，也做 30 次。当然，30 次只是大概的次数，大家可以根据自身体质运动。

程先生回去之后，就在小区按照我所说的方法进行锻炼，每天早晚各一次。经过几个月的锻炼，他觉得自己腰部非常结实，一年过去了，腰也没有疼痛。

其实拉单杠这样的锻炼方法，不但对腰椎疼痛有缓解作用，对腰椎间盘突出症也能起到同样的防护作用。凡是曾经做过腰椎手术的患者，医生或护士都会嘱托病人对腰肌进行锻炼，以防腰椎间盘再次突出。对于腰肌劳损引起的腰部疼痛，拉单杠同样有效，因为腰肌劳损的属于腰肌慢性损伤，局部出现粘连、痉挛紧张，采用拉单杠的治疗方法，能避免粘连、痉挛症状再次出现，对于已经形成的粘连、痉挛也会起到一定的拉松治疗作用。

拉单杠锻炼不仅对慢性腰痛有治疗效果，对慢性肩背疼痛也能起到缓解作用。慢性肩背疼痛主要是因为肩背肌筋膜炎引起的，称之为肩背肌劳损。拉单杠不仅锻炼了腰部，也拉伸了肩背肌肉，所以也能缓解疼痛。

若是没有找到单杠，也能采用倒着行走的方法，这也是一种锻炼肩、腰、背部肌肉的方法，但是从效果而言，它的锻炼效果肯定不如拉单杠，需要患者坚持更长的时间，所以大家在锻炼的时候必须有耐心。

## 鸡蛋膜、鱼肝油也是药

创可贴大家可能都有曾经使用过。它的发明人是美国人埃尔·迪克森，他曾经在一家专门生产外科手术绷带的公司工作。由于他的妻子不善于烹调，在切菜的时候手指经常受伤，因此迪克森决定发明一种绷带，能帮助妻子快速包扎。几经努力后终于成功，他所在公司的主管将这种产品命名为 BandAid，就是我们熟知的邦迪。

如果我们的身边没有创可贴，那采用什么样的方法才能帮助伤口愈合？下面有几种方法可以尝试一下。

第一个方子就是利用鸡蛋膜。先将一个鸡蛋洗干净，有条件的话，用 75% 的酒精给外壳进行消毒，或在白酒当中浸泡，给鸡蛋壳表面进行清洁消毒。然后敲开鸡蛋，轻缓地将鸡蛋壳上的那层鸡蛋膜剥下来，并贴在清洗干净的伤口上，再轻缓地将薄膜与伤口的空气挤干净，使之贴紧。在贴膜的时候应该注意将沾有蛋清的一面贴在伤口上。

鸡蛋膜是生物半透膜，新取出的鸡蛋膜上的蛋清含有溶菌酶，能够起到杀菌作用，蛋壳膜中的这种物质有利于伤口恢复。

第二个方法就是鱼肝油。先对伤口进行清理，然后将鱼肝油丸剪破，将里面的油覆盖在伤口上面。鱼肝油的油性成分涂抹在伤口上，如同在上面加了一层保护膜。鱼肝油当中有丰富的维生素，能够给伤口提供营养，促进细胞的修复生长。

除了上面说的方法，大蒜膜也能治疗伤口。取一瓣大蒜，将外皮剥掉，就会看见大蒜上附着一层晶莹的薄膜。我们就将这层薄膜取下来，然后将其贴在已经清洗干净的伤口上。跟鸡蛋膜一样，也应该用附着大蒜瓣的那一面紧贴伤口，其作用与鸡蛋膜非常相似。

除此之外，还能够采用糖浆涂抹伤口的办法，既能够帮助止血，也能为伤口提供营养，使其快速康复。

## 有刺仙人掌，帮你消消肿

有一年夏天回老家。天气非常的闷热，我与大家在树下聊天，这时候一瘸一拐进来一位老者。原来是邻居的叔叔，干活的时候不小心踩进土坑，扭伤了脚踝。我马上让他坐下，将鞋袜脱去，看见他的脚已经肿了很多，但好在没有伤及骨头。

我让家里人打了一盆深井水，给这位叔叔泡脚。针对急性软组织损伤的治疗原则，第一条就是进行局部冷疗，减轻局部炎症、防止肿胀面积扩大。深井水非常清凉，适合冷敷。家里的花盆中有几株仙人掌，这时候也能派上用场。我掰下几块仙人掌，用刀将外皮与刺刮掉，然后捣乱成泥，找一块干净透气的布，用仙人掌泥涂抹在肿胀的地方用布包扎好。我对叔叔说，晚上睡觉之前再更换一次药物，一日两次，几天就能消肿。

第二天，我到邻居家看望，叔叔说不像昨天那样疼了，脚踝也消肿多了。我嘱咐他每天用热水泡脚，能够促进局部的血液循环，帮助组织生长修复。一周以后，叔叔基本恢复了正常。

仙人掌是我们经常能够见到的植物，清代在《本草纲目拾遗》中记载其"味淡性寒，功能行气活血，清热解毒，消肿止痛。"根据研究表明，仙人掌的茎、果实都能起到消炎与镇痛的作用，仙人掌中的谷固醇为抗炎活性成分，三萜皂苷为镇痛活性成分，所以仙人掌的止痛、消炎效果非常好。

根据研究表明，脚踝扭伤这一类的急性软组织损伤会引起毛细血管破裂出血并使血管壁的通透性增加，从而形成肿胀；疼痛主要是创伤性血肿或炎性反应物刺激局部神经所致。仙人掌消炎、止痛，对于脚踝的软组织挫伤有特效。

需要提醒的是，急性软组织损伤后很多人都会选择热敷，比如拿条热毛巾盖上，或拿一盏灯烤着，这种方法其实是不正确的。这些热疗会让肿胀加重，炎症也会加重，所以必须进行冷疗。一般在受伤24小时之后，局部肿胀、炎症得到稳定的控制，再用局部热敷效果比较明显。

## 一个小动作，治疗手指关节炎

王先生是一名打字员，前些天感觉小指关节有些疼痛，过了几天，关节开始肿胀，打字的时候手指非常疼痛，吃饭用筷子都很困难。他自己上了一些止疼消炎的药膏，刚开始感觉不疼了，但是一周以后，食指又感觉非常疼痛。如此反复几次，王先生决定到医院检查。

一开始医生怀疑他患的是类风湿关节炎，但是抽血检查之后，诊断结果不是类风湿关节炎。根据他的职业进行分析，应该是手指长期活动，指关节劳损、退化而引起的疾病，这种病被称之为骨关节退行性关节炎。

因为王先生的工作离不开手指，所以时常复发，因此做好预防工作非常重要，而要预防复发就应该让手指得到充分的休息，只需在工作之余活动手指关节，时常做一做叉手操就可以了。

叉手操做起来非常的简单，将双手手指自然伸开，交叉插入手指缝中，反复进行屈伸动作，每次不低于30下，一直到感觉手指发热为宜。根据王先生的情况，我建议他每隔一个小时运动一次。

叉手操有着一定的科学根据。退行性关节炎是由关节腔里的关节软骨损伤引发的关节炎症，其病灶就在关节软骨上，要想根治，就必须加强关节软骨的保护。这样做，软骨的新陈代谢好了，手指关节也就不会疼痛了。

# 抽筋不要慌，芍药甘草汤

有很多人都会有这样的经历：晚上正在睡觉的时候，小腿突然抽筋。很疼，但是却没有办法，因为不能动，只能等待它慢慢恢复。

小腿抽筋还可以称之为小腿肚抽筋，这是民间的一种叫法，医学上称之为腓痉挛。腓痉挛产生的原因是腿肚子腓肠肌痉挛而导致腿部抽筋，发生时伴随着剧烈的疼痛，小腿抽筋会发生在很多的时候，但是无论什么时候，都是因为腓肠肌过度疲劳，或者是肝脏功能下降。旅行中，走很多路是非常正常的一件事情，腿脚疲劳自然是常有的事，那么晚上或者是白天出现抽筋的现象就不难理解了。

"腰酸背痛腿抽筋得补钙"，这是人们非常熟悉的一句广告词。所以可以看出，现在有不少的老年人患有这种毛病，但是这些人只是盲目地吃钙片和骨头汤。其实，腿抽筋不一定是缺钙，还有一部分人腿抽筋的原因是血液循环不畅，尤其是到了冬天，人的血液变得非常黏稠，那么这类病症就会经常出现。

小腿抽筋虽然是非常疼痛的，但是却能够在不理会的情况下慢慢痊愈。不过，若是反复抽筋，那么就会对身体造成很大的影响，情况严重的还会影响睡眠。

我这里有一个很好的偏方，这个方子对于治疗小腿抽筋是很有效果的。

这个方法非常的简单，就是喝芍药甘草汤。这个方子中存在两种中药，一是芍药（白芍），二是甘草。白芍味酸，可以养阴柔肝，调和营卫；甘草的作用很多，最主要的是缓急止痛，且能补虚。从药物的选择上我们可以看出，芍药、甘草中存在镇痛、抗炎、解热、镇静、松弛平滑肌作用的物质比较多一些。并且都是经过临床验证的，因此这个方子对于治疗多种急性疼痛，尤其是小腿抽筋这种疾病是非常有效的，是治疗腿抽筋很有效的方法。

简而言之，芍药味酸，酸味入肝，甘草味甘，甘味入脾，所以这味草药才被称之为止痛的良药，而且不用担心药物太苦，难以下咽，这是因为芍药甘草汤的味道并不苦。

具体的操作方法是：20克白芍，10克甘草，可以用开水冲泡，也可以用小火煮，还可以作为茶水饮用。但是，白芍和甘草都要是生的，不要炙过的，炙过的白芍和甘草药性会变，因此不会起到很好的效果。

另外，还有一种方法，可以立刻解除痉挛的现象，并且还会立刻消除疼痛。如果有人帮助，那么效果会更好。这个方法就是，改卧为坐，将抽筋的腿伸直，用手紧握住前脚掌，忍着疼痛，向外旋转那条腿，剧痛立止。旋转的时候要一口气完成，中间不要停顿。旋转时，如果疼痛的是左腿，按逆时针方向；如果是有右腿，那么就按照顺时针的方向。如果有人帮助，那就是面对面地采取措施。旋转时要用力，脚掌也要尽量地向上翘。

其实，小腿抽筋也是有原因的，例如冬天的时候，在室外活动，准备活动做得不充分，以及夏天游泳温度较低，都很容易引起小腿抽筋的现象。晚上睡觉没盖好被子，小腿上的肌肉受到寒冷刺激，或者是白天疲劳过度，小腿也会出现抽筋的现象。

现在我们知道了小腿抽筋的原因，那么就应该在生活中尽量避免，还要学会治疗的方法，这样即使抽筋了也不会害怕。对付抽筋双管齐下，这样才能睡得香，玩得高兴。

## 调整枕头，缓解腰椎间盘突出

患上腰椎间盘突出的人走路、弯腰时都会感觉非常疼痛，一般人遇到这样的情况，都希望入院治疗。其实，如果并不是很严重的病情，并不用吃药打针，只要适当调养休息就可以了。

一般情况下，腰椎间盘突出会引发炎症，而且极有可能压迫神经而引起腰痛，甚至出现屁股、下肢的放射痛。但是经过时间的推移，突出的椎间盘会逐渐地减低、减小，炎症逐渐地减轻，因此对神经的压迫也逐渐缓解，疼痛感也逐渐减少。

我的一位同学非常喜欢运动，在一次打篮球的时候不小心扭到腰。我帮助他进行检查，发现他的右腿抬高试验呈阳性。因此，不需要进行CT诊断，他已经具有明显的腰椎间盘突出迹象了。幸好他的病情并不是非常严重，只是早晨起来感觉疼痛，而且下肢并不疼痛，这说明椎间盘并没有严重挤压神经。所以，我先让他在硬板床躺几天，腰部贴风湿膏药或消炎止痛的膏药，然后吃一些止痛消炎的药物，比如阿司匹林，效果非常好。像他这样的病情，椎间盘突出就很快缩小。

我的朋友听完之后心里渐渐地平稳下来，可是他不喜欢用胶布，每次贴膏药的时候皮肤就会感觉发痒，加上他的胃非常虚弱，止痛药吃完胃部就会非常疼痛，我又告诉他一个制作垫腰枕的办法，主要方法如下：用沙子2斤，花椒2两，生姜2两切片，干辣椒2两，粗盐5两，混合在锅中翻炒，然后放入自己制作的布袋；患者在床上躺好，用毛巾裹在布袋之上，放在腰部进行热敷。

但是大家需要注意，布袋的厚度以自己舒服为主，保证腰椎睡在上面的时候没有压迫感，以免加重病情。此外，热敷的布袋不能够太烫，局部感觉热烘烘就可以了，如果太热，应该加一些隔热层，以防烫伤。

如果没有沙子，可以选择黄豆代替，而粗盐也能用食盐代替。沙子和盐都能起到保持热度的作用，加上布袋和毛巾的包裹，放在腰部就能促进局部血液循环，将炎性物质运走，从而有效加强新陈代谢，让椎间盘尽快萎缩、体积变小。腰椎间盘突出病发的时候，腰部的肌肉就会随之收缩、疼痛，患者往往就会感觉腰部紧张，同时，肌肉收缩压迫肌肉里的血管，不利于局部血液循环。用热敷的办法放松肌肉，减少紧张感。

辣椒之中含有辣椒素，辣椒素的作用就是消炎止痛。生姜消炎止痛的效果并不是非常明显，但是可以扩张毛细血管，加速血液循环。有人就会怀疑，这几种药材并没有直接接触皮肤，能有效吗？其实，这些药当中有一种叫作挥发油的成分，挥发油可以穿过布袋、毛巾缓缓地渗透到皮肤。通过垫腰枕对穴位进行刺激，可以很好地消除疼痛。多种物质共同作用，就能缓解症状。

我的朋友在第二天给我打来电话，告诉我现在症状已经好多了。我告诉他注意休息，如果需要起来活动，最好将布袋围在腰上。过了有一周的时间，我朋友的症状基本消失了，但是为了巩固疗效，他外出活动还是戴着腰围。

这个方法不仅对腰椎间盘突出有效，对于腰肌劳损的疼痛也能起到缓解作用。

需要提醒的是，腰椎间盘突出症绝大多数不需要动手术也能康复，特别是那些年纪比较轻或是初次发作的情况，尽量躺在床上休息，疼痛就能得到缓解。

## 小扭伤、消肿就用仙人掌

有一年，我和我的父亲回乡下。那时正值收割时节，家家户户都在地里忙得不可开交，突然有人大叫了一声，回头一看原来是一位扛着稻米的亲戚，不当心踩在土坑里，把脚踝扭伤了。我赶跑过去帮他把鞋子脱了，发现他的脚早已肿了起来。幸运的是并没有伤到骨头，因为泥坑特别深，把脚卡住了，从而导致了急性踝关节扭伤。

待大家把这位亲戚抬回家之后，我先请人打了一桶深井水，让亲戚泡泡脚。一般治疗急性软组织损伤的原则，都是先从是用局部冷疗，减轻局部炎症、控制肿胀继续扩大，减少内部的血肿形成开始的。深井里的水特别凉，很适合冷敷。正好他家种了几棵仙人掌，这时候真是派上大用场了。我挑了些新鲜仙人掌拔了出来，小心刮去外皮和刺，然后将其捣成泥糊状，将仙人掌泥涂在一些干净的白布上给亲戚包上。走时我叮嘱他晚上睡觉前必须再换一次药，只需每天换两次，几天之后伤就好了。

第二天，我再去看他的时候，亲戚说他已经舒服很多了，脚踝上的肿也明显消了。我让他继续每天用热水泡泡脚，以加强局部的血液循环，从而促进组织的生长和修复。这样大概四五天之后，他就又能够重新下地干活了。

仙人掌对我们来说相当熟悉，清代的《本草纲目拾遗》里是这样描述仙人掌的："味淡性寒，功能行气活血，清热解毒，消肿止痛。"而现代研究表明，仙人掌的茎、果实中均含有可以镇痛和抗炎的成分，其中如谷固醇为抗炎活性成分，而三萜皂苷则为镇痛活性成分，而且研究还显示，其镇痛的效果与西药中的罗通定十分类似。

现代医学还认为，像踝扭伤这类的急性软组织损伤会导致毛细血管破裂出血和增加血管壁的通透性，从而造成肿胀；至于疼痛则是因为创伤性血肿，或者炎性反应物刺激局部神经所造成的。仙人掌可以消炎、止痛，对于治疗急性软组织损伤特别适合。曾有研究将这个方法与扶他林乳膏作过对比，结果表明，仙人掌的效果比扶他林更好。

顺便一提，我发现在临床上，急性软组织损伤后很多人首先都会想当然地使用热疗的方法，比如用条热的毛巾盖上，或者拿盏灯烤着，而这明显是错误的。这些热疗只会让肿胀更加明显，炎症现象更加严重，所以必须要进行冷疗。一般在受伤之后 24 小时，待局部肿胀、炎症得到了控制以后，才可以使用局部热敷。

## 有束缚，缓解下肢静脉曲张

不久前一位男士带着他的母亲到我这里诊病。他的母亲腿脚不方便，走不了远路，只要走路时间长一些，两只小腿就会感觉酸麻，如同在腿上绑了两块大石头。

我对他的母亲的腰部进行了检查，发现老太太腰部并没有压痛感，所以并非是腰椎问题；于是就摸了一下双脚脚背，温度在正常范围内；最后，我对老太太的小腿进行检查，只见她两侧小腿的皮肤下，能够非常清楚地看到膨胀的皮下血管。

看到这种情况，感觉到这是因为下肢静脉曲张而导致的病症。

下肢静脉曲张的主要原因是下肢静脉里的血液回流不畅，在静脉血管当中滞留，撑大了血管。至于为什么走一段就会感觉疼痛、酸麻，是因为走路需要消耗很多的能量，下肢动脉就会为腿部输送血液能量，动脉的血流过来了，而在静脉中没有办法回流，随之出现了血瘀。但是适当进行休息，静脉的血液得以正常回流，局部的瘀血解除，症状就会减轻甚至消失。

那么，是什么原因造成静脉回流不畅呢？

这与"静脉瓣"的老化有很大的关系。静脉隔一定的距离就有一个静脉瓣，它如同一个房门，只能向一个方向打开，就是向回流心脏的方向打开。血液向心脏回流，冲击力就会将这扇"门"打开，等血液进了静脉瓣，冲击力逐渐减弱了，静脉瓣就会关闭，血液不至于回流。而静脉曲张时，原先只是朝向心脏方向的"大门"变得老化、腐朽，血液也就发生了倒流现象，这样就淤积在腿部，没有办法回流到心脏，病人自然感觉腿部酸、麻、胀、痛了。

明白了其中的原因，老太太终于明白了，然后问我怎样治疗。我告诉她最好就是手术治疗，但是费用不低。

母子相互对视，老太太的年纪大了，不太愿意做手术，问我是否有别的方法。我让她尝试打绑腿。

操作方法非常简单，只需要用普通的布条，从脚踝处开始，一圈一圈向上缠，一直到将整个小腿绑好。这个方法非常简单，而且很有效，只要将腿绑好了，她不管走多远的路，也不会感觉酸胀。

打绑腿的道理非常简单：挤压静脉的血液，帮助其快速回流。不过在绑腿的时候要注意，就是脚踝附近处应该绑紧一些，再往上绑的时候不要太紧。

假如说踝部的绑腿紧张度是100，到了小腿中间的位置就会下降到70、80，而到了膝盖附近呢，绷紧程度只需50、60就行了。主要是脚踝部位回流时脚踝部位需要承受的重力最大，所以要绑得最紧；越往上，重力随之减轻，所以不需要太紧。而且下面绑得紧，上面绑得松，压力差能够辅助血液回流。

如果感觉这种方法太麻烦，可以购买专门治疗肢静脉曲张的弹力袜。这种袜子在很多药店都有出售，价格并不贵，两三百元左右。这种治病的弹力袜全称为"分段压力型弹力袜"，其特点就是与打绑腿非常相似，脚踝部弹力最紧，随着高度增加压力逐渐减少。

不过这个方法只能缓解疼痛。不管是打绑腿还是穿弹力袜，都不可能修复老化的静脉瓣，所以靠它治好静脉曲张是不现实的。

听我讲完，老太太说自己学过绑腿，她先尝试绑腿，若是情况无法改变，再考虑手术的事。又过了几个月，她的儿子过来说，现在母亲的情况好多了，暂时不考虑进行手术。

最后提醒大家，穿弹力袜或是打绑腿，也能起到预防静脉曲张的作用。现在很多从事站立工作的人员，如餐厅的服务员、前台小姐等，她们都容易患上静脉曲张。

因此建议长期站立的工作人员，上班的时候最好选择这种方法。

## "闪腰"了吗？

"闪腰"可能在人们眼里并不是什么严重的疾病，但真被闪了一下，那可是真难受。我就曾经接诊过两位"闪腰"的患者。有一位患者的症状比较典型。事情经过是这样的：有一位三十多岁的女性被人搀扶到我这里。我先是让她坐下来，看见她额头上的汗珠滴滴答答的掉下来，然后对她的病情进行询问。

她是一个非常典型的家庭主妇,早晨扫地的时候不小心将腰闪到了,这让她极为疼痛。她先在床上躺了一会儿,又在腰上贴了一块膏药,但是一起床,腰就疼得厉害,最后找到我这里。她非常担心地询问,是不是腰椎间盘突出了?不然只是随意的弯腰为什么这样疼痛。

　　我对她进行仔细的检查,幸好只是"闪腰",并非腰椎间盘突出。

　　为了减轻她的疼痛,我让她趴在床上,在她肚子下面放了一个枕头。我先在患者腰部脊柱两侧肌肉部位上下进行按摩,帮助肌肉放松;然后让她放松全身,双手握住患者的双踝,将患者的膝关节屈膝至120度以上,这样反复进行,突然用爆发力将双腿进行拉伸,使患者的双腿感觉突然向后蹬出去,同时,并且让她的腹部与床面离开,反复操作5次;最后,我对患者的腰部进行按摩,这样就结束了。

　　做完所有这些步骤之后,她非常小心的站立起来,慢慢地挺直腰,尝试走几步,感觉腰部不疼了。旁边她家人不断地夸赞神奇。

　　就是让患者随意蹬几下腿,完全不疼了,真让人不可思议,但是包含着一定的科学道理。闪腰病,在医学上被称之为"腰椎后关节滑膜嵌顿"。这个病造成的原因非常简单:腰椎的上下关节突之间的地方形成了一个小关节,关节周围就是关节囊以及小的滑膜组织。当腰椎向前屈伸以及旋转的时候,小关节间隙张开,滑膜就有可能进入关节间隙。当腰部伸直时,滑膜便夹在了关节之间,这就叫"滑膜嵌顿"。滑膜被关键牢牢地挤压住,触及神经,就会造成强烈的疼痛感,我运用的按摩方法,就是要将已经拉近的腰椎关节快速拉开,令关节间隙出现足够大的间隙。这时候,已经被挤压嵌顿住的滑膜很快地弹性回缩,疼痛感也随之消失。

　　当出现闪腰的时候,治疗的时间越早,恢复效果越好。比如这位家庭主妇,在发病几个小时内进行治疗,所以恢复效果非常好;如果一直拖延不重视，直到疼得受不了再来治疗，到那时滑膜可能已经被挤压变形，局部可能已经出现了炎症、水肿。即使按照这个方法将滑模复位，局部出现的炎症、水肿也不能很快恢复。这时候，可能需要一周的时间进行恢复。所以，患者应该抓紧治疗。

## 电吹风和粗盐袋，让你意想不到的搭配

对于长期坐办公室的白领而言，得颈椎病是一件非常正常的事情，特别是那些公司的文员、会计，还有从事写作工作的作家、编辑。由于颈椎与脖子长时间弯着，肌肉长期保持收缩，极容易出现颈肩部疼痛，颈椎病也随之而来。

有一次，我接诊了一位颈间疼痛患者。她是公司的文员，每天的工作就是将文字录入到电脑之中，时常感觉颈肩疼痛，所以她经常找推拿大夫按摩。但是这样一来，她也花费了不少的时间、钱财。为了找一个省时、省钱的方法，经人介绍，找到了我。

在了解他的情况以后，我给她想了一个办法。就是用电吹风对颈肩部吹一吹。这样就能起到缓解作用，她有些奇怪，不知道我说的真假。我说回去你就明白了。过了几天，我在街上碰到她，她非常的高兴，并且说我的办法很好用，每次疼的时候用电吹风吹一吹，立马就舒服了。现在她每天上班都带着一个小型的吹风机，觉得颈肩疼痛时，就到厕所吹几下，就能得到缓解。用了这个方法以后，她很少去推拿了，既省时又省钱。

颈肩痛主要是因为颈肩部肌肉长时间保持收缩状态，从而导致局部血液循环受阻，代谢产物沉积，局部神经受到刺激而产生的痛感。在中医当中被称之为"气血瘀滞"、"不通则痛"。用电吹风就能缓解症状的原理非常简单，通过温热的刺激，就能使局部的气血流通顺畅，疏通瘀滞。现代医学研究表明，局部血液循环改善，可以加速局部的新陈代谢，将那些产生疼痛的物质运走，从而起到缓解疼痛、迅速止疼的疗效。与颈间肌肉的按摩的道理是一样的。

我们用电吹风进行治疗的时候应该注意：身子应该坐直，先用左手找到疼痛点，右手将吹风机打开，以热风针对压痛点进行轻吹，热熨痛处。此时我们应该对颈部进行活动，前后左右进行移动，缓解紧绷收缩的肌肉，通过电吹风的配合治疗。若是左手可以按住揉捏压痛点，那么效果就会更加的显著。

但是大家应该注意，吹风机与皮肤的距离不能太近，以防灼伤皮肤。如果感觉吹风机的热量过大，可以先关上吹风机，过一会儿再继续。每次的时间控制 15 分钟，同时应该考虑我们每个人的耐性。这只是一种保健方法，也没有规定的模式。每当感觉疼痛的时候，就可以简单"吹"一下，如果有充足的时间，最好是早、中、晚各一次。

电吹风的声音会对别人的工作造成影响，上班使用必然会引起别人的不满，不要担心，我这里还有一个办法。

患者可以缝制一个布袋，在里面装上一些粗盐，在使用之前放入微波炉加热，然后对颈部进行轻微热敷。同样也会缓解颈肩部肌肉的疼痛感，原理是相同的。

第六章

女性常见问题的小偏方

## 原发性痛经，就吃维生素 E

小吴是一个年纪很轻的女孩子，因为痛经问题到医院检查。经过检查，结果为"原发性痛经"。换言之，她的痛经并非是由妇科疾病引起的。妇科医生对小吴的建议是，最好的选择就是服用避孕药，但是需要每日服用，而且服药时间长达三个月。

小吴还没有结婚，听到大夫建议服用避孕药，连忙摇头，极为反感，在别人的介绍下，找到了我，向我询问治疗痛经的方法。我对她的心情非常理解，没有哪个女人希望吃避孕药治疗疾病，一是觉得长期服药比较麻烦，另一方面就是心中有一种忧虑。若是遇到那些想要怀孕的，那么就更不想采用这个方法。当然，并非只有这一个方法，例如在月事来临两三天时可以吃一些止痛药，如布洛芬等，连续服药三、四天即可，就能起到治愈痛经的作用。

但是小吴对此方法也不喜欢，因为胃比较虚弱，吃了止痛药就会感觉胃部极为不舒服。根据她的情况，我说只能选择第三个方法，就是服用维生素 E。在月事来前的两天服用，服用到月经来临的第三天，一共五天的时间，吃 2 粒维生素（800IU）每天都吃，也可以 1 粒维生素 E（400IU）。

是什么原因引起的原发性痛经，根据目前的研究，主要是痛经患者的前列腺素含量要高于正常人，特别是"不良前列腺素"的含量尤为明显。

人体之内有多种前列腺素，绝大部分的前列腺素对人体是有益的。但是人有两种"不良前列腺素"是不好的，会刺激子宫，导致子宫平滑肌发生强烈收缩，如同我们的腿部抽筋，造成极为强烈的疼痛。依据痛经的原理出发，不管医学界利用什么样的手段进行治疗，最终的目的就是为了减低并除去身体内"不良前列腺素"。不管是止痛药还是避孕药，都是这个原理。

服用维生素 E 也能消除"不良前列腺素"。不良前列腺素在体内合成、产生，需要磷脂酶 A2 和环氧化酶进行加工；维生素 E 恰恰可以抑制这两种酶的活性，从而降低不良前列腺的含量，起到降低痛经的作用。

小吴听完我的解释，心终于放了下来。我又告诫她，在月事来临的前一周必须忌口，尽量不要吃奶制品，肉也应当少量，最好以素食为主。因为产生"不良前列腺素"源头是"花生四烯酸"，而"花生四烯酸"当中主要存在肉类与奶制品当中，所以在月事来临之前应该减少这类食物的摄入。小吴按照我说的方法，当月月事的疼痛感就少了很多。

## 敲敲打打，就通经

有一位三十多岁患者，因为长时间不来月事前来就诊。经过询问得知，她因为怀孕药流时药物未清理干净，做清宫之后两个月没有来月经，最后医生建议服用黄体酮，月经这样才来，但是第二个月又没有了，只能依靠服用黄体酮才来。她觉得总是这样也不行啊，五十岁左右才绝经，难道需要靠黄体酮过二十多年吗？于是她四处求医问药，但是效果甚微。每次的月事，还是需要黄体酮的帮助。她感觉到了绝望，在别人的介绍下，到我这里就诊。

我查看了她的病例，告诉她，她的闭经是由内分泌失调引起的，若是采用针灸的方法的确能够治愈，但是患者需要每隔一天灸一次。患者有些为难，主要是因为路途较远，隔一天来一次非常困难，问我有没有什么简单的方法。我知道会是这样的结果，告诉她，办法倒是有一个，不过会非常辛苦，不能偷懒。患者听到这里便说，只要治好就行不怕苦。我说也不是非常辛苦，只要对骨盆进行按摩就可以了。

具体操作方法是这样的：沿着骨盆下缘，向着最外侧的骨盆进行深按、敲打，到达脊椎后，然后顺着脊柱骨敲打、深按，一直顺延到尾椎骨最下沿，每日按揉30次左右。进行操作的时候局部会感觉到酸胀、发热。那么骨盆最外侧是什么位置呢？非常容易找到，用手在腰部最外侧的位置进行按揉，按到一个骨头凸起处即是。这个地方左右都有，我们穿裤子不掉下来，就是依靠这两个凸起处。需要提醒的是，如果月经来的时候，这个动作就要停止。

患者按照我所说的按摩方法进行治疗，20天后月经准时来临，但是色淡量少；待经期过后，她过来复诊，告诉我目前的状况。我鼓励她进行锻炼。这位患者回家又坚持了一个月，月经基本恢复。她再到我这里时告诉我这个消息。我也为她高兴，叮嘱她为了巩固疗效，最好应该继续按摩。她并没有偷懒，因此再也没有出现闭经的现象。

敲打和按摩骨盆区域为什么能够治疗内分泌失调引起的闭经呢？中医之中有"内病外治"的讲究，主要的意思是，内脏的疾病，可以在皮肤穴位上进行刺激按摩，从而达到治疗的效果。

从神经解剖学而言，臀部骨盆的区域，以及子宫、卵巢等女性生殖器官，也是受到周围腰骶脊髓神经节段支配。根据临床医学研究表明，患有妇科疾病的女性，在臀部骨盆上部的骨头下缘处的往往能够找到压痛点。而疾病痊愈之后，这些压痛点也逐渐消失。可见两者之间有一定关系。至于尾椎骨处，则分布着"八穴"。这是治疗盆腔炎、女性痛经、闭经等症和男性前列腺炎、阳痿、遗尿等病症的常用穴位。

患者没有必要问究穴位的名称，只要按照具体方法按揉这一些穴位即可。刺激穴位会将信号发射至腰骶部的脊髓神经节段，随后传输到子宫、卵巢等生殖器官，从而起到调整内分泌的作用。这个方法不仅能够对闭经、月经不调、痛经、子宫肌瘤等妇科疾病，均能起到调节作用。

大部分闭经都是由闭经引起的，但是需要提醒大家的是，闭经是一个极其复杂的疾病，引起的原因是极为复杂的。如果是由子宫内膜结核、垂体肿瘤、盆腔肿瘤等病症在医学上称之为"器质性病变"，这些症状都能够引起病变。对于这些原因引起的闭经，单一的按摩是不可以的，必须查清出现闭经的原因，采取针对性治疗，方能治愈疾病。

## 月经若过量，艾灸大脚趾

袁老师今年 28 岁，是一所重点中学的老师。袁老师非常敬业，前年结的婚，去年怀孕，年底孩子出生，她只休了四个月的产假就提前上班了。袁女士与丈夫都是独生子女，按照国家政策可以再生一个孩子，但她觉得自己应该以工作为主，自己准备重新回到讲台之上。于是便与老公商量，在孩子出生六个月之后就到医院放置了避孕环。没有想到上环一个月会有这样的情况。经期还算比较准时，量却增加了，颜色却是暗红色的，有时候血量非常大，非常吓人。经期也延长了很多，甚至已经达到了两周。月经量过大导致了她现在头晕、疲乏的烦恼，极为影响她的工作、生活。为了治疗经期量大，她吃了不少药，但是几乎不起作用。她并不担心月经量多，而是担心这样影响自己的工作。因此她希望找到一个永久治愈的办法。她甚至想过去掉避孕环。可是，又担心取下环怀孕？后来在别人的推荐下，袁老师找我看病。

我检查了她的病历，中药、西药确实用了不少，这该如何是好呢？袁老师因为工作非常忙，所以给她建议一个自我治疗的艾灸方法，具体方法是：取出艾条点燃，对准大脚趾末节的内侧，距趾甲角0.1寸的隐白穴处施治，艾灸时间以一刻钟为主。每天至少艾灸一次，一周为一个疗程。

通过艾灸隐白穴治疗月经量多已经有很长的时间了，在《扁鹊神应针灸玉龙经》中就记载："隐白穴……月经不止，血崩。"在《神应经》之中记载道："月事不止，刺之立愈。"《医学纲目》亦说："妇人下血不止，取隐白五分灸之。"《保命集》中指出"崩漏症宜灸隐白"。从中医的角度来看，月经过多、淋漓不尽主要是因为冲任不固、脏腑功能失调而引起的，治疗的方案应该以健脾、补肝、益肾为主，调理冲任二脉。其中最关键的就是健脾。脾为生化之源，统领诸经之血。如脾虚不能摄血，失其所统血不循经，则错经妄行，就容易出现女性月经量大、淋漓不止。隐白属是太阴脾经之井穴，能够起到通血健脾、益气补中的作用。所以通过针灸隐白穴能够起到治疗血崩的作用。

根据现代医学表明，艾灸隐白穴对于多种原因引起的月经量多、淋漓不尽，都有很好的缓解作用。虽然还没有研究出其中的道理，但疗效却是非常的明显。

袁老师掌握这个方法之后，非常高兴地做起了艾灸。一个月后到我这里复诊，此次月事一来，她就按照我艾灸的方法，连灸了 3 天，月经量果然减少了很多；又灸了 4 天，月经就停止了。既然有效，我便让她每次都使用。袁老师按照我说的方法，又继续灸了两个月，月经完全恢复了正常。她高兴地告诉我，现在可以专心地上课了。

## 阴道炎，就用这个方法

我曾经结接诊过一位老年女性患者，经常感觉手脚发麻，长期治疗也无效，后来我帮助她重获健康，所以对我非常信服。有一天，这位老人家又来了，她告诉我最近患上了阴道炎，外阴和阴道如同被火灼烧一样，又热又痒，让她忍不住去抓。以前她也曾经有过类似的经历，都是到药店购买外阴洗液冲洗，冲几天就自然康复了，但是这次已经连续洗了好几天，却毫无效果，于是便找到我。

我对她讲，可能是因为经常使用，所以细菌有了耐药性，她应该选择其他药物进行治疗，我这里就有一个不错的方子，价钱非常便宜，操作简单：取冰片 3～5 克，用无菌纱布包裹，放入阴道，放置的时间以 6 小时为宜，每天 1 次，一周为一个疗程。

老人家非常不解，疑惑地问，这冰片会变成水，这个怎么能用呢？我解释说，她曲解了我的意思。冰片又名片脑，是从龙脑香的树脂和挥发油中提取的结晶。冰片的颜色接近于灰白色或淡棕色，味清凉，气清香，形状呈梅花状，半透明，所以被称之为"梅片"。冰片这味药在医书上早有记载，被认为是"开窍辟邪之药"，味道非常芳香。"香之气能辟一切邪恶，辛烈之性能散一切风热"，也就是冰片能够起到非常强大的抗菌消炎作用。老人家听完之后，恍然大悟，还说自己曾经听说过这味药，刚才匆忙之间忘记了。她说，一定会按照我说的方法进行治疗。三天之后她对我说，她尝试了这个方法，感觉舒服多了，才用了两三次，下阴的症状就有了很大的改善！仅如此，一边还夸我技术高超的去做药抗毒能力的结晶。

冰片为什么能够对内外阴瘙痒起到治疗作用，查阅资料才清楚，阴道炎、外阴瘙痒这些病症都是由细菌、真菌或病毒引起的，而冰片微寒、辛苦、性凉，其主要功效就是解毒清热。经过研究表明，冰片有抑制绿色链球菌、金黄色葡萄球菌、肺炎双球菌等细菌滋生的作用。在电子显微镜下进行研究，更可发现在显微镜的作用下，真菌细胞在慢慢地变形，最后死亡溶解。此外，经过研究发现，冰片能够对病毒的增殖起到抑制作用，可以用于抗病毒。此外，研究发现冰片能够起到消炎、消肿、镇痛之效。

## 可以治疗慢性盆腔炎的小动作

黄女士年近三十岁了，因为慢性盆腔炎症到医院治疗。但是因为该病治愈非常缓慢，所以她希望我能提供一些辅助治疗的方法。经过再三思考，我推荐她做"缩阴提肛功"。这个方法她从来没有听说过，所以我解释给她听。

"缩阴提肛功"其实是一种最直观的叫法,在医学上被称之为"盆底肌肉锻炼"。这个名字可能让人摸不着头脑,做起来却是非常的简单:躺在床上,放松全身,有意识的收缩阴道与肛门部位的肌肉。收缩阴道的动作,与小便的时候突然伸缩阴道非常相似;收缩肛门的时候,在做这个动作的时候应该有意识地收缩肛门。每次同时收缩阴道、肛门,时间保持在3秒钟左右,然后放松3秒钟,再继续,连续进行15分钟。每天1次,需要黄女士坚持一个月。

刚开始进行锻炼的时候,可能只能保持3秒钟,若是经常练习以后,以连续进行10秒为宜。另外,在进行锻炼的时候,一般人较为容易犯的错误就是将屁股、大腿部位的肌肉收缩,阴道、肛门处的肌肉却没有变化,但是只要稍微注意一下,就能够克服这些。

那么,做这个动作为什么会起到治疗慢性盆腔炎的作用呢?一般来说,盆腔炎患者的盆腔内部之中都会出现增厚粘连的炎症组织,从而造成局部血液循环不畅,吃药治疗的话,药物很难进入到血液循环的炎症部位,导致治疗效果不明显。在中医角度讲,该病的主因为"瘀血阻络",在治疗上面应该强调"活血化瘀"。因此,治疗慢性盆腔炎的药物,如桃红四物汤、失笑散、桂枝茯苓丸、生化汤、少腹逐瘀汤等,都是具有化瘀活血的药物。

"缩阴提肛功"则是通过运动而起到"活血化瘀"的作用。对盆底的肌肉进行肌肉,不断对肌肉进行收缩、锻炼,能够有效地促进盆腔内部的血液循环。有人进行研究,一组患者进行长期用药,另一组患者在吃药的情况下也要加强盆底肌肉锻炼。采用同样的治疗时间,加强盆底肌肉锻炼的患者,治疗有效率可高达20%。其中的道理非常简单,通过盆底肌肉锻炼，能够更好地使药物发挥局部的疗效。锻炼所起到的作用就是促进血液循环，令人体内更多的免疫细胞进入盆腔，极大限度发挥出抗菌消炎的潜力。所以，只要坚持练习缩阴和提肛，对于慢性盆腔炎的治疗会有很好的效果。

黄女士回去以后，按照我的嘱咐，每天坚持练习缩阴提肛功。一个月以后，她再回来复查，基本上康复了。

## 下身瘙痒，洗洗更健康

去年与妻子旅游，她的妹妹非要凑热闹，所以顺便带着她一起去了。这个小姑娘可是不一般，是个"精灵鬼"，不但聪明而且好动。我们到了地方随处散散步，而她却活蹦乱跳的，乐此不疲。但是她的习惯与平常的女孩子不同，因为女孩子应该是每天都会洗头发，而她一礼拜才洗一次。在北方还可以，但是南方的天气非常炎热，加之她活泼好动，所以她的头发搞得油乎乎的。我好心地提醒她注意一下个人卫生。小姑娘一笑置之，我这个当姐夫也不能说什么。

小姑娘不久就出了状况。她与我妻子偷偷地说，她这两天感觉下身非常痒，白带也多了，总觉得有异味。小姑娘还从来没有遇到过这种情形，也不好意思直接说。妻子就将她的情况告诉了我，让我想个办法。我想了想，去超市买一些花椒就行，今天晚上用花椒给她洗个澡，很快就没事了。妻子按照我说的，在宾馆附近的超市买了一些花椒。到了晚上，老婆将花椒放置到浴盆中，然后将开水倒进去。水不要太多，主要是将花椒中的成分泡出来。等水温变凉以后，妻子就让小姑娘用花椒水擦洗。小姑娘非常认真地清洗了一个小时。睡觉前半个小时，妻子又将花椒放到浴缸之中，让她在里面坐浴半个小时。当天晚上瘙痒的感觉就消失了，持续沐浴两天就完全康复了。

外阴瘙痒和白带异常，这是女性常见疾病，特别是在夏天非常多发。南方夏季温度较高，空气当中水分大，女孩子若是穿着紧身衣或过度运动，下身就处于高湿、高温的环境，这样的环境最容易滋生细菌、真菌、病毒。所以在南方，只要有条件，女孩子每天都会洗澡，有的人甚至一天冲洗多次。我的妻子的妹妹没有听从我的忠告，在南方仍旧保持北方的习惯，不爱洗澡，不经常更换贴身衣物，出现白带异常、外阴瘙痒的情况非常正常。采用花椒水治疗疾病，主要原因在于花椒能够起到非常好的杀菌、止痒、消炎的作用。根据医学实验证明，花椒对6种以上的细菌、11种以上的真菌都能起到极佳的抑制、杀灭作用。临床医学研究表明，妇女的下阴瘙痒症状多数由滴虫引起的，花椒煎水中的有效成分不高于5%，但是就能起到这样明显的抗虫效果，与西医经常以抗虫的"甲硝唑"相比，两者的功效相差无几。而且，花椒内当中所含的"花椒生物碱"还能起到减轻瘙痒、抑制炎症的作用。花椒不仅可以祛除外邪，又能消炎止痒，对于下身瘙痒的症状，自然非常有效。

花椒不仅能够治疗下身瘙痒，它对于皮肤瘙痒也有不错的效果。小孩子夏季比较容易起痱子，此时可以煮一些花椒水，用纱布或手绢蘸水擦洗患处，一般只需要擦洗两三次即可治愈。此外，到秋季时极容易出现皮肤瘙痒，并且越洗越痒，也可能用花椒水清洗瘙痒部位，也可以起到非常的止痒作用。还有，荨麻疹的患者，主要原因为皮肤过敏或皮肤下炎症，花椒之中所含成分能够很好地抑制炎症，在一定程度上能对抗皮肤过敏，也是有不错的疗效。而像比较容易出现的脚气，花椒水也能取得同样的效果。总之，不要小看花椒，不仅可以调味，也是皮肤上的一剂良药。

## 白带异常、外阴瘙痒，就用这些中草药

我记得毕业实习的时候，与一位经验丰富的老中医在同一科室。与他相处期间，学到了不少简单有效的方子。其中一个药方我记得非常清楚，凡是遇到女性白带异常、外阴瘙痒，老先生都会用这个方法进行治疗，偶尔会根据病人的病情稍作加减。我细心观察，发现凡是采用过这个方法的患者，90%以上都是可以治愈的。

一般医院在妇科治疗外阴瘙痒、白带异常之类疾病的时候，首先都会进行妇检，取一些分泌物化验，以确诊病因，才能对症下药。比如是真菌引起的使用抗真菌药物，滴虫感染就采用杀虫药物。但是这位老先生从来不用这样的程序，事实上，他不太了解滴虫和真菌的含义。他认为，这些都是"外邪"，只要对症用药全能杀光！后来，我在替别人诊病的时也经常用到这个方法，效果也颇佳。后来我通过不断的学习，我才知道这位老先生的高明所在。

外阴瘙痒、白带异常，这是妇科比较常见的症状，产生疾病的原因有两种，其实质却是外邪入侵。至于身上有哪些外邪，现代医学研究已经非常透彻了，主要常见的是真菌、细菌、滴虫、病毒这四大类病原体。老先

生所用的方子，对这些病菌、细菌均有杀灭作用。比如要杀死滴虫，蛇床子就能够起到这样的作用，这个要能够对阴道毛滴虫彻底杀灭，若是只用这一种药材，只要有足够的浓度，半个小时就能够杀死全部滴虫。要杀真菌的话，最好的选择就是苦参，尤其对于妇科较为常见的真菌白色念珠菌，效果最为明显。

大黄不仅可以杀灭病毒，对细菌、真菌都能起到杀菌作用，这主要归功于大黄中的大黄素。地肤子不仅能够杀灭细菌，也能够杀灭真菌；薄荷不仅能够消除病菌同时也能抑制真菌。这个方子中的药都是杀菌、抗病毒、杀虫的首选。

对于外邪来说，上面方子里的药材都能起到杀灭作用，将几味药材配合使用，要强于单一的一味药，而且药材之间相互促进，共同祛病。还有，加入一些薄荷，不仅可以将细菌杀灭，还能让身上感到阵阵的清凉。

主要是因为方子中已经囊括了对外阴瘙痒、白带异常等多重疾病的治疗作用，老先生才会有这样的自信。在他眼里，这样的疾病并不需要烦琐的检查，只要是因为外邪侵袭，这个偏方完全可以"独当一面"。

## 缓解妊娠呕吐，那就吃点姜

我给一个小伙子看病的时候，他向我请教一个问题，说他的老婆怀孕反应很大，总是反胃、呕吐，问我有什么良方。我告诉他，让他老婆平常时多嚼一些生姜。

生姜是一种止咳的良药，对于怀孕妊娠呕吐有良好的缓解作用。将生姜切成片放入口中，让姜汁慢慢渗入口腔中；或者像是嚼口香糖一样嚼生姜片，并且将姜渣咽了；若是家里有榨汁机可用生姜榨汁，装入瓶子里，每次想要呕吐只要喝一小口就行了，先含在口里，然后缓缓吞下。

生姜对于呕吐的功效，从古至今都被人推崇，甚至将生姜作为止呕的圣药。生姜止呕的原因，能够有效地抑制肠胃运动，松弛胃肠道的肌肉，这样就能缓解恶心、反胃的作用。

曾经有两位外国专家做过一个实验，对有呕吐症状的孕妇进行研究，孕妇被分成甲、乙两组，甲组每日服用1克生姜，乙组则服用1克的安慰剂（起到心理安慰作用，并无疗效），试验期为4天。跟踪的试验期为7天，结果显示，服用生姜的孕妇，有87.5%的孕妇恶心、呕吐的症状得以改善，吃安慰剂的孕妇只有28.5%。

这个试验充分证明了生姜对于妊娠引起的呕吐有良好的治疗作用。不过，服用生姜只能起到缓解作用，而并非根治。妊娠呕吐是因为怀孕引起的反应，体内的性激素水平迅速升高，人体无法适应所导致。

幸好，大多数的怀孕女性，恶心、呕吐症状只发生在孕期早期，等怀孕过完一两个月，呕吐也随之消失了。

生姜的主要作用就是让孕妇平稳地度过这一个多月，最大限度地将恶心、呕吐症状降到最低。

第七章

帮助女性度过
孕期的小偏方

## 妊娠期感冒，吃点安全的中草药

怀孕的时候若是得了感冒，可以服用药物吗？很多孕妇都有过这样的问题。

孕妇妊娠期生病是医生较为棘手的事情。主要担心的就是药物会对婴儿产生副作用。1957年至1962年曾经发现的"反应停（沙利度胺）"事件就是妊娠期用药造成的严重副作用。

"反应停"原为治疗早孕呕吐反应而研制的药物，疗效并不理想，但却因为药物导致了婴儿"海豹肢"样畸形。这件事震惊了整个世界医学界，因此医生也提醒孕妇不可随意用药。

若是希望将用药风险降到最低，最好的办法就是不生病。但是无论孕妇多么谨慎，孕妇还容易患上伤风感冒，顾女士是一个非常典型的案例。顾女士今年33岁，前些年一直都在打拼事业，所以夫妻一直没有要孩子。这两年终于"修成正果"，所以就想要个孩子，但是一直没有怀孕。经过多方诊治，顾女士终于有"喜"，因此她对这得来不易的小生命极为重视，一得知怀孕，就马上停止了手头的工作，每天就在家里休息。她希望很好养护身体，生一个健康活泼的孩子。尽管她非常的小心，但是前几天下暴雨，气温突然下降，没有及时添加衣物，她就得了感冒，出现了咳痰、咳嗽、鼻炎、咽痛、发热等症状。她本来是想服用一些感冒药，但是药物的使用说明书上写着各种副作用，这让她倍感纠结。

她在家就这样"干熬"，持续两天发热。顾女士的爱人非常担心，觉得这样"挺"着也不是事，所以就找到了我。

我对顾女士的症状进行了检查，果然是发热了，温度已经高达38℃，抽血检查发现白细胞高达14000，超说了正常范围很多。幸好她的肺部没有异样，喉咙处发红，扁桃体已经开始发炎。显然，顾女士已经造成了上呼吸道感染，也就是普通感冒。

诊断结果已经出来了，那应该如何治疗呢？经过慎重考虑，我向顾女士推荐黄芩这味药。取黄芩20克，加入两碗水中，两碗煎成一碗，早晚两次，服用的时候可加入一些糖调味，一周为一个疗程。

许女士听完之后心中很是疑虑，她最关心的事情就是这种药是否会对腹中的胎儿造成影响，如果有副作用，她就不吃了，宁愿这样挺着。我告诉她这样的想法不对，如果不从病情出发，一旦被"外邪"所侵，也会对胎儿造成很大的不利。黄芩是比较有名的泻火清热的药材。明代著名医学家李时珍就曾记载黄芩治疗感冒的；例子："予年二十时因感冒咳嗽……每日吐痰碗许，皆以为必死矣。用黄芩一两，水二钟，顿服。次日身热尽退，而痰嗽皆愈。"由此可见黄芩对于感冒是有治疗功效的。根据研究表明，黄芩能够对多种病毒、细菌均有抑制、杀灭作用。此外，黄芩对于胎儿的安全性在千百年当中得到了证明。人们认为黄芩不仅不会对胎儿造成不良影响，甚至还有安胎、保胎的功效。早在元代的《丹溪心法·金匮当归散论》中就此曾到"黄芩乃安胎圣药"。由此而知感冒孕妇服用黄芩绝对是安全的。

顾女士听完之后将顾虑打消，回去以后按照我的方法进行服药。第二天早晨醒来之后就很快退烧了，连服了三天，不仅治愈了感冒。后来她还生下了一个非常健康的男孩，她们一家子都非常高兴，满月的时候还特地打电话表示感谢。

不过，煮黄芩这个方法只适用于肺热感冒，如果是普通的风寒感冒，身上并不感觉发热的话，那么在家可以尝试这两种办法，帮你将寒气驱出来：

1. 姜葱饮：生姜少许、葱白 10 克，水三大碗，煎至一碗半，每日 1 次。
2. 姜蒜茶：大蒜、生姜少许，切片，加水一碗，一碗熬成半碗，饮用的时候可放入适量的红糖，每日 1 次。

## 流产别流血，你不知道的止血法

有的事情人们是不希望提起的，但是又不得不说，堕胎已经成为一种社会现状。在医院妇科工作的医务人员，总结说最近十年间堕胎的妇女人数在逐年的增加。其中很大部分的女性都很年轻，有的年纪才十四五岁，就已经不是第一遭做人流手术了。可见，青少年的堕胎的情况应该引起社会的重视，我们不得不去思考这个问题。我并非叹息社会的不良现象，而是要讲讲小产之后流血应该如何处理。

一般而言，妊娠 3 个月内，在胎儿还未完全成形的时候，采取医学措施将"血团"打掉，叫堕胎。若是女性已经怀孕 3 个月，胎儿已经成形，再采用人流的方法，或者因为别的原因，自然流产了，我们将这样的情况称之为"小产"。

有一天，打扫卫生的阿姨找到我，有一个很难启齿的问题向我咨询。原来，她的女儿在上大学期间，交了个男朋友。年轻人没有轻重，居然怀了孕。但是两个人完全不知情，直到怀孕3个月以后。她才知道自己为什么不舒服，没办法，两个人找了一家小门诊做了人工流产。小产后，女孩下身一直出现流血的现象，整天没精打采，头昏眼花，面色苍白，身体非常虚弱。在一些门诊开了一些药，却没有什么效果。于是阿姨问我是否有什么方法解决这个问题。

我们都是熟人，我自然要伸出援手。于是我就将一个非常简单的方法告诉她：选择一些自然脱落的柿叶，洗净晒干，捣成粉末，每次取5克服下（不可多服），一日三次，一周为一个疗程。

药物流产后阴道之中会长时间流血，从中医角度看，为瘀血残留，没有完全清除干净。而从现代医学研究证明，一般出现出血的原因有两种。一是子宫收缩乏力导致绒毛等组织残留，长时间无法排出。二是由于细菌感染。柿叶性寒味苦，无毒，古代典籍中记载其有止血凉血、活血化瘀的功效。而根据现代医学研究证明，柿叶有助于提高子宫肌肉的兴奋性，加强子宫平滑肌和子宫血管收缩，从而提高血液的凝固机能。此外，柿叶还能够起到一定的抗菌、抗感染功效。因此，用柿叶治疗小产后子宫出血最适合不过了。

阿姨回去以后，马上打电话将这个方子告诉了女儿。差不多过了一周的时间，她告诉我，她女儿按照这个方法用药，身体状况基本恢复正常了。

其实关于这样止血的方子，我这里还有一个不错的方法：马齿苋30克、益母草30克，两碗水煎成一碗水，一日一次，一周为一个疗程。其中，这里的马齿苋可以清热利湿。经过研究表明，它还有抗菌、抗病毒的作用，正好能够与流产后出血病机"感染"因素相对应。益母草的主要作用是调经活血，祛瘀止痛，可以帮助子宫收缩，并加强血液凝固。两种药物相互结合，自然效果更加明显。

　　顺便需要提到的是，对于这一类的小产患者，在医院进行手术以后，最好再等一个小时，看看出血的情况。如果一个小时中阴道内流出了很多的血，就表示有问题，需要医生进行进一步处理才能离开。有的年轻人身体好，流产之后不注意身体调养，马上进行手头的工作，不注意营养调理，非常不利于子宫内部的修复，应当尽量避免。还有一些女性（对于自己的健康非常不负责任），阴道内流血还没有停止，就与另一半发生关系，以为流血是件小事，一点都不顾忌，其实她并不知道她这样做会对身体造成多大的影响。

## 麦芽的作用你并不知道

　　金女士不久以前生了一个女儿，奶水非常足，不仅满足孩子的需求，每天都感觉非常胀，非常疼的时候只能用手挤掉，才能感觉好一些。半年后，即将回归工作岗位，她不得不给孩子断奶。

　　回到单位工作之后，金女士的乳房还是感觉非常胀痛，奶水流出来将衣服浸湿，让她觉得感觉非常尴尬，一天去好几次厕所清理。她开始觉得这种情况是正常的，所以也没有到医院检查。一天她的同事到我这里看病，正好她到附近办事，于是一起来了。她的同事诊断完以后，突然想起了金女士的烦恼，于是希望我顺便帮她诊断一下，出出主意。

与金女士交谈之后，我心中就释然了。我对她说，如果她再早一些到我这里，不但能够避免这些尴尬，还能帮助你断乳、回乳。

接着，我告诉了她一个可以快速回乳的方法：选取一两生麦芽或炒麦芽，放锅中，加入适量的水，先浸泡30分钟，然后以武火煮沸，然后再以文火煎煮20分钟，去除渣宰，取出约300毫升的汁液，当作茶水，日常饮用，一日内服完，一般两天以后就能看到效果。金女士按照我说的方子进行，第二天她就看到了效果，奶水已经明显地减少了。再服用一天，成功回奶了。

麦芽用于回乳的方法已经有上千年的历史了。在明代的《滇南本草》之中记载"麦芽治妇人奶乳不收、乳汁不止"的记载。而在《药品化义》中写道："大麦芽……若女人气血壮盛，或产后无儿饮乳，乳房胀痛，丹溪用此二两……分作四服立消……迅速如此，勿轻视之。"

现代医学更加明确了麦芽回乳的原因：产生乳汁与孕妇体内的"催乳素"有着非常密切的关系。身体内的催乳素含量高，则乳汁多，反之则乳汁少。麦芽当中有一种麦角胺类化合物，可以抑制催乳素的合成。例如说，有的妇女患上了"高催乳素血症"，医生就会令其服用大剂量麦芽日后，血液之中的催乳素浓度就会下降。催乳素少了，也就从根本遏制了奶水的流出，达到回乳之效了。此外，研究还表明，麦芽当中的维生素B也与抑制催乳素产生有关。维生素B。在人体里，可以促进大脑内多巴胺的生成，从而减少了催乳素的含量。因此在临床当中，维生素B也被经常用来断乳。麦芽富含麦角胺类化合物和维生素Be，两者相结合，自然让回乳非常容易做到。

但是需要提醒的是，麦芽回乳，是利用生麦芽或是炒过的麦芽，长期以来都是争议不断的。古籍医书当中的记载也不相同。不过根据现代医学实验表明，生麦芽与炒麦芽作用区别不大。炒与不炒皆可，最重要的保证麦芽的用量。必须要用大剂量麦芽，才能见到明显的效果，否则不仅不能够回乳，还会变成催乳。中医当中有一句话是"中医不传之秘在于用量"，可见，煎药时必须注意用药量。

# 水煮花生根，帮你治疗习惯性流产

堂弟的妻子在怀孕的第三个月，就出现了流产的征兆。医院的检查结果是孕激素分泌不足，于是只得打针，用来补充孕激素。这件事让我知道了，我觉得这样虽然管用，但是太浪费钱了，所以向她推荐了一个方子：花生根泡水。

这个方子在乡下流传较广，时间专门用来治疗习惯性流产的。我曾经听老家的一位老奶奶说过，村里的有两个妇女总是习惯性流产。当时村里的土郎中用的就是这个方法，她们使用后，都顺利生产。这个方子的主要步骤为：从地里取出新鲜的花生根，取出二两煎水，若是晒得很干净，一两就足够了。一日一次，一直喝到将孩子顺利生产。像堂弟妻子这样怀孕3个月快要流产，那最少要喝到怀孕3个月以上。

乡下人说花生根之所以能够治疗流产，就是因为花生有"开花又生果"的含义，而花生根集中了花生的精气，取花生根来煮水喝，就是吸取花生根之中的精气，治疗习惯性流产，保证开花又结果了。我当时感觉这个说法不科学，所以并不相信。

直到后来我翻阅一些文献，又再一次看到这个方子，这才明白。现代医学研究得出了这样的结论。出现习惯性流产的原因比较多，比如孕激素不足、感染、子宫肌瘤等等。这个偏方并非包治流产，但是对于因"抗磷脂综合征"而导致的习惯性流产有着奇特的疗效。

"抗磷脂综合征"这个病主要是，在患者的血液当中发现了"抗磷脂抗体"。这种抗体会让血液变得黏稠，从而导致胎盘处的血管形成血栓。这样一来，供给胎盘营养的血管发生堵塞，胎盘缺少了气血滋养，胎儿得不到充足的营养，自然无法顺利长大，就容易造成流产。

"抗磷脂综合征"的诊断并不困难，治疗起来也是极其容易的，吃阿司匹林就能起到很好地疗效。阿司匹林的作用就是降低血液的黏稠度，从而抑制胎盘的微细血管产生血栓，保证为胎儿提供充足的气血滋养。此外，还可以配上一种叫作"肝素"的药。它能够进一步加强抗血栓、降低血黏度的作用，以确保疗效更佳。

花生之中同样有一种叫作"白藜芦醇"的成分，也能起到抗血栓形成、降低血液黏稠的作用。根据科学研究表明，花生根中"白藜芦醇"的含量非常丰富，是花生其他部位的数十倍，甚至数百倍。所以，将花生根煮水服用，如同服用阿司匹林加肝素，当然能够对抗习惯性流产。

堂弟的妻子按照我的方法进行安胎，并没有出现不正常的状况，非常顺利地生下了一个"千金"。

## 喝着一碗粥，就是针对怀孕呕吐

妊娠呕吐主要是指女性怀孕早期，经常感觉到恶心、呕吐，或者不想进食，一旦进食马上就吐的症状。古人认为呕吐影响了正常的进食，所以又叫"恶阻"。在《胎产心法》中就记载道："恶阻者，谓有胎气，恶心阻其饮食也。"妊娠呕吐的原因非常复杂，经过研究表明怀孕后体内HCG激素水平增高、幽门螺旋杆菌感染、母亲血浆中胎儿DNA水平升高都有关系，甚至影响因素当中有精神状态、社会地位。但是针对妊娠呕吐，我们非常正常的理解为：胎儿与孕妇在怀孕初期不融洽，正处于磨合期。毕竟母亲的肚子多了一个小生命，身体还没有完全适应，于是就通过呕吐的方式表现出来。等一段时间母体对婴儿开始适应，和胎儿和谐共处后，妊娠呕吐的现象也随之消失了。所以在怀孕初期出现呕吐时，生过孩子的长辈都会安慰：不要惊慌，吐几次就好啦！虽然这样的呕吐会随时间的延长而消失，但呕吐的持续时间却是不一样的。有些患者可能会连续呕吐三个月。那么如何将他们的痛苦降到最低呢？我这里有一个不错的方法：姜夏茯苓黄芩粥。它的制作办法如下：生姜、茯苓各15克，姜制半夏5克，糯米50克，先将三味药加水一起煮，转文火再煮20分钟，再将药汁与糯米粥一起煮，每天早晨服用一次。如果效果不佳，可以在药方之中加入15克的黄芩。

半夏、生姜都是历代医家用来止呕的长期药物。两者相互搭配使用，止呕的效果就会更加强大。汉代医圣张仲景在治疗呕吐的时候最为注重半夏和生姜，在他的著作《伤寒论》中，关于止呕的方子从未离开半夏与姜。半夏治疗呕吐的二十一个方子中就有十七方子中有姜。生姜与半夏止呕不仅传承依旧，而且经过现代医学研究，得到了证明。根据药理研究发现，生姜止呕的关键就是抑制肠胃的蠕动，松弛胃肠道的肌肉，就可以对反胃、恶心的感觉进行缓解。半夏可以止呕，这与其可以激活迷走神经传出活动有着密切关系。至于茯苓是调理脾胃、安神宁心的良药，其中所含的"三萜化合物"成分也能起到止呕的作用。姜夏茯苓黄芩粥止呕的效果可以得到肯定，但是需要注意的是，方子中所使用的半夏也是经过炮制的半夏，绝对不能用生半夏。因为生半夏温辛之中有小毒，但是经过炮制可以降低其毒性。炮制半夏最常见的方法为法半夏、姜半夏等，我们最好选用姜半夏。如果用姜炮制以后那么毒性就大大地降低了。中药药理中常讲"半夏畏生姜"，就是将生姜与半夏混合在一起，生姜就能克制半夏的毒性。在这个方子中，用到炮制半夏的量非常低，只有 5 克，而生姜却有 15 克，是半夏的 3 倍，能够充分克制半夏的毒性。混合一起煮粥食用，就能保证孕妇的安全，不断可以止住呕吐，而且不会对胎儿造成影响。

我们曾经在上面提到过黄芩，为什么现在还要呢？主要是因为，黄芩可以清胃火、清上焦之火的功效。

根据近年的临床研究表明，孕妇剧烈的呕吐与胃部的幽门螺旋杆菌感染有着非常密切的关系。从多项的调查研究表明，妊娠呕吐症状的孕妇，胃中被查出幽门螺旋杆菌的感染概率要远远高于无呕吐症状的孕妇。黄芩起到的作用就是杀灭幽门螺旋杆菌，就是对症下药。历代医家均认为，黄芩对孕妇无毒副作用，而且具有安胎的作用。

如果孕妇不喜欢吃中药，对中药有排斥，还是有一个办法：姜制半夏

10克、鲜生姜30克取丁香15克,先将姜制半夏、丁香研成细粉,准入瓶中待用,再将鲜姜捣烂取汁,把姜汁与细粉调和为膏状,最后就是将药膏放在肚脐位置,敷贴固定住,每天更换一次药物,一周为一个疗程。

需要提醒孕妇,有孕妇怕呕吐,所以就很少吃东西,这是不对的。不吃东西不仅不会抑制呕吐,反而造成胎儿无法补充充足的营养,出现营养不良的情况。相反,随时吃东西,还能减轻妊娠反应。所以建议孕妇在早晨喝一杯牛奶,少吃多餐。另外,不仅可以按照上面的方法进行治疗,研究发现妊娠呕吐与心理因素有很大的关系,因此孕妇应该尽量保持愉悦的心情,从而最大限度地缓解呕吐症状。

## 花生、红枣炖鸡蛋,性价比最高的安胎药

在不久之前,我遇到了一位准妈妈。她怀孕的时间并不长,但是总感觉腰酸、腹痛并带有小腹下坠感,而且阴道会流出少量的血液。到医院进行检查,诊断结果为先兆性流产。再检查,导致这个疾病的主要原因是身体内的黄体酮含量偏低。所以医生告诫她每天都必须打一针黄体酮。这位准妈妈已经打了一个月,腹痛、腰酸等症状有了明显的好转,但是打针以后屁股出现几个硬节,坐下来就疼得厉害,真是坐立不安。虽然已经承受了这么多的痛苦,但是进行抽血检验的时候,医生告诉她,身体中的黄体酮含量还是低,估计还需要再打一个月。这位准妈妈听到这样的结论心里就有些忧愁,她真的不想再这样受罪。因为我帮助她妈妈看过病,所以就

介绍到我这里，希望我可以帮助她解决烦恼。

了解她的情况以后，我非常理解这位准妈妈的心情，见于这位准妈妈的情况还算稳定，所以为她推荐了一个安胎的方子，具体方法：花生二两、鸡蛋两个、红枣 15 枚，先是将鸡蛋煮熟，剥去皮壳后与红枣放入炖盅，放入少量的盐，加水用文火炖一个小时，加糖调味服用，一周 3 次。但是需要提醒的是，这个方子并非适合所有的人，要细微的观察病情，一旦毫无作用，重新感觉到腹疼、腰酸甚至是阴道出血的症状，只能重新打黄体酮。

这个方法能够安胎而且无痛苦，所以这位准妈妈欣然接受了。七天之后她来复诊，告诉我这几日的情况有了明显的好转，并未发现什么不良反应。我便让她继续服用，她欣然同意，连服了一个月，再进行检查，发现黄体酮水平已经恢复了正常值。她无比喜悦，又这样继续服用了两周的时间，真的将胎"安"住了，据她母亲说生了一个健康的宝宝。

有一些医学常识的人都知道，这个方子当中成分都有安胎的作用，只是大多数人并不知道其中的原理。花生，名字非常鲜明，主要意思就是开花生果，从字面含义上花生果。你肯定觉得有趣，这里确实有一定的科学道理，花生中维生素 E 的含量非常丰富，维生素 E 还被称之为"生育酚"。主要是因为，维生素 E 能够影响到人的生殖、生育，当人体的维生素 E 含量缺乏时，极容易造成生育障碍，而补充维生素 E 能够有效恢复其机能。

红枣不但口感好，而且具有丰富的营养。从现代医学研究发现，红枣当中有非常丰富的营养成分，比如环磷酸腺苷，属于人体功能代谢的必需物质。每克红枣果肉的环磷酸腺苷的含量是测定植物中最高的。此外，其中维生素的含量也非常高，其中维生素 P 也是水果蔬菜当中最高的。维生素 C 的含量是苹果的几十倍。

鸡蛋的主要作用为润燥滋阴、安胎养血。在《本草纲目》中提到鸡蛋黄能"补血、治胎产诸疾",蛋黄补血的功效可以与阿胶相媲美。至于鸡蛋清,则主要的作用就是补气,不但能补母体之气,也能保证胎气充足。胎气足了,自然可以达到安胎养胎的作用。现代营养学强调妊娠妇女怀孕期间必须注意补充蛋白质,而鸡蛋中的蛋白质恰恰是最优良的。怀孕时多吃一些鸡蛋,也能起到安胎的功效。

第八章

男性小偏方，
轻松搞定难言之隐

## 让男人重振雄风，丹参红花酒

秦先生今年 50 多岁了，因为心绞痛前来就诊，根据医治心绞痛的原理，我便让他口服一段时间的阿司匹林，防止再次发作。患者在吃过一段时间药物以后，在报纸上见到长期服用阿司匹林会引起胃出血，吓得他马上来找我，非得让我换个方法。我跟他解释，这种事情的概率非常小，如同打雷劈到人。但他心中还是非常疑惑，希望我可以开一个没有副作用的养生偏方。

于是我就给他推荐了一种药酒——丹参红花酒，这个方子操作非常简单：用红花 15 克，丹参 60 克，以一斤白酒浸泡，每日饮用两小杯。在这个方子中，红花、丹参都是活血化瘀的良药。每日只需要饮用一小杯，可以有效地预防冠心病。

那位患者按照方子去做，三个月以后，他再次进行咨询，并且非常神秘地问我这个方子是否还有壮阳的功能。患者小声地告诉我，他两年前就开始阳痿，不过并未重视，毕竟自己年纪已经不小了，只是在有需要的时候，提前吃一点药。但是服用这个药酒以后，他竟然不服用药物也能很好地完成任务，所以才专程回来问我，是否真的有这个作用。

听他这样说来，我便明白了，他的阳痿类型是血管性的，所以服用丹参红花酒才有疗效。即使没有专业的医学知识，普通人也知道，阴茎的勃起主要是依靠血液流进阴茎的海绵体里，海绵体充血之后胀大。根据现代医学表明，约有一半的阳痿男性是因为阴茎血管病变引起的，由于血管狭窄，致使血液不能很快地流入阴茎之中。阳痿其实也是心血管疾病、脑血管疾病的一个预警信号，因为阳痿患者阴茎的微小血管已经出现了病变，致使血液不能迅速的流动；再继续发展下去，就轮到心脏、大脑这些重要器官出现病变，血管狭窄不通，最终出现脑梗死、冠心病等心脑血管疾病。

血管狭窄，在中医之中称之为血淤，而丹参红花酒的作用就是活血化瘀。它不仅对冠心病有预防作用，而且有效地帮助心脏血管活血化瘀，久而久之，也将阴茎部位的血管活血化瘀了，我曾经利用丹参红花注射液治疗高血压患者，当时非常有趣，有5位患者主动说，阳痿的症状也基本消失了。

其实，可能很多人不知道，治疗阳痿的伟哥最早也是心脑血管疾病的。最开始的时候伟哥作为治疗冠心病的药物进行研究，研究者原本的意思是有效地扩张心脏的动脉血管，凭此来治疗冠心病。这个药用在动物身上有效，就开始在人体上试验，为一些老年冠心病患者免费赠药，然后观察疗效。试验期长达三年，这个药并没有对冠心病起到作用，但让人意想不到的是，让原本患有阳痿的老年人重振雄风，于是研究者开始沿着这个方向研究出了伟哥。

当然，我并非是想夸耀丹参红花酒的功效，不过它不仅可以疏通阻塞的血管，又能对阳痿起到辅助治疗的作用，一举两得，值得男性朋友尝试一下。

## 解酒有良方，让你千杯不醉

酒在我们的日常生活中发生着巨大的作用，因为朋友与朋友之间的交流总是少不了酒的。古人云："无酒不成席。"还有这样的一种说法"酒逢知己千杯少，话不投机半句多"。但是经常饮酒也会让自己的身体变差。

中医上认为酒的属性是热性的，《神农本草经》一书中就有这样的记载："大寒凝海，唯酒不冰。"但是虽然书上这样说，我们在饮酒的时候还是要适量，才会对我们的身体有好处。

我有一位老友，他为了能够将生意做好，就会经常的喝的酩酊大醉。

朋友开的公司是一家广告公司，因此在平时的时候应酬非常多。有一天他签了一个非常大的单子，喝了很多的酒，回家的时候已经东倒西歪了，因此她的老婆很害怕，就打电话向我寻求方法。

我让她用温开水将蜂蜜冲开，让她给朋友喝五六勺就没事了。于是第二天早上这个朋友给我打电话感谢我，他说他的夫人按照我的方法给他喝了蜂蜜水，然后过了两三个小时之后他的脑袋已经完全清醒了，以前在喝完酒之后，第二天总是会头痛，但是今天却完全没有这个症状。于是我告诉他，这个蜂蜜水的方法不仅仅只有解酒这么一个作用，还能够预防醉酒，若是加上葛花，那么效果会更加的好。

葛花是解酒的一种药材。民间曾有这样的一种说法叫"千杯不醉葛藤花"，"葛藤花"就是现在的葛花。在我国古代的医书上称之为"解酒醒脾"，如《名医别录》就认为："葛花气味甘、平，无毒，主治：消酒。"

现在在市场上大部分的解酒茶中都含有葛花这种物质，有些还会直接命名为葛花解酒茶。葛花的作用就是减少肠道和胃对酒的吸收，并且还能够加强肝脏里乙醇脱氢酶的活性，因此加速酒精在身体中的新陈代谢，更好地将身体中的酒精挥发出去。

蜂蜜中含有大量的果糖，因此可以加快分解乙醇，将身体中的酒精快速的分解。因此很多的喝醉酒的患者被送到医院以后一般会被输送一瓶果糖液。人在喝多酒的时候，往往会引起酒精性低血糖症，所以喝一些蜂蜜正好可以缓解这个症状。

我的朋友听了我的方法，因此以后每次在聚会喝酒之前都会喝上一壶葛花蜂蜜茶，这样喝酒的时候就不会出现醉酒的状况了。他说这个方法非常的受用，在以后的聚会中，他被称为千杯不醉。不过我提醒他，就算钱再多，也没有身体重要，所以还是少喝一些酒为好。

若是找不到葛花，这个时候就可以用葛根来代替，同样有分解酒精的效果。

除了以上的这个偏方，我们还要注意一下以下的问题，这样醉酒就更加不会发生了。

1. 喝酒之前要大量的喝一些水，能再吃一勺食盐就更好了，这样可以起到利尿的作用，有助于身体中酒精的排出；

2. 在吃菜的时候多吃一些辣菜，最好是吃的满头大汗，这样酒精就可以通过汗液排出体外。因此四川人在吃火锅的时候喜欢喝啤酒，十几瓶都不会喝醉，这就是吃火锅的时候容易出汗的功劳。

不过，这两个方法只是辅助的作用，因为酒精只有百分之十会随着汗液和尿液排出，剩下的都在肝脏中代谢分解。所以说，这两个方法只能起到10%的作用！

## 做点保健操，早泄别灰心

一次张先生到我这里就诊，说自己以前房事时间可坚持半小时，最近因为工作比较忙，压力比较大，就感觉有一些力不从心，每次都超不过十分钟。我劝慰他，10分钟虽然不是很长，但也算是正常，有一所大学曾经做过一个实验，在2709人次中普查，性交持续不间断的时间，也就是5分钟左右。

到底坚持多长时间才不算是早泄，目前并没有一个统一的界定标准。有人曾经提出2分钟就完成射精，才算是早泄。而也有学者认为，按分钟计算并不合理，应该按照次数计算，认为凡是抽动次数不足15次，才算早泄。不过，这些情况并没有绝对的标准。

目前对于早泄的概念，主要是强调在本人意愿前有射精作为判断，像是张先生那样，他本人希望可以坚持在30分钟以上，而只持续了十分钟，也被称之为"早泄"。

在我们这个比较传统的国家，男人非常忌讳"早泄"这个词汇，让人心生自卑，认为自己不行，而且总是不断地进行心理暗示，这样致使男人的表现更加差。至于如何让张先生找回自信呢，重新回到过去的状态，倒是有一套很好的动作，它可以帮助男人增长时间。

这个方法极为简单，并不需要别人的帮助，一般情况下。具体办法如下；先取温度适中的冷水、热水各一盆，下半身裸露坐在凳子上，对阴茎进行如下的按摩：

1. 龟头摩擦：先将包皮上翻露出整个龟头，另外一只手蘸水不断淋在龟头上，并且以掌心对龟头进行反复摩擦；

2. 不断搓动：用手握住阴茎前端（不必将包皮翻开），上下进行搓动，尽量让龟头与包皮发生摩擦，另外一只手向龟头上淋水；

3. 对整条阴茎进行摩擦：两手的手心相互对称，夹住阴茎，从阴茎根部向龟头推进，并且不时将水淋在上面；

4. 对阴囊进行拉伸：一手将阴囊抓住一松一紧反复拉伸，并且用水浇在阴囊部位。

以上方法选择温水操作，对阴茎、阴囊按摩 5 分钟，然后用凉水按摩 3 分钟，每日一次，半个月为一个疗程。如果在按摩过程中有射精的感觉，那应该暂停操作，用手指将龟头紧扣，等待射精感觉消失，再继续进行。

这个按揉方法冷热刺激皆有，反差明显，所以可以克服人的敏感，在医学上称之为降敏法，或者是脱敏法。通过反复进行刺激，降低龟头的敏感性以射精的频率来调节性爱时间。在临床上，只有患者可以知晓早泄的真正的含义，坚持这个方法，可以有效地延长性交的时间，效果明显。

我对张先生说，在药店出售的一些治疗早泄的外用药膏、药油，其实并非有多么神奇，就是将这些药油涂在阴茎上，主要的作用就是降低阴茎的敏感度，提高阴茎的感觉阈值。有一些治疗早泄的药物，里主要成分就是麻醉药，就是以麻醉阴茎的方式延长时间。

张先生了解了这些，心中释怀了很多，表示回去晚上就进行。半个月以后见到他，问他现在的情况如何，他跷起大拇指，莞尔一笑。

## 杜仲炖猪腰，肾虚腰酸全不见

在我非常小的时候经常会看见老人家用杜仲熬汤饮用，那个时候我觉得很可笑，怎么会有人喜欢吃这种"树皮"，后来才知道，这种"树皮"原来是非常有用的中药材。

我们平常看见老人家熬煮的杜仲，其实就是杜仲科非常干燥的树皮，在经过特殊的炮制以后，就成为非常有效的中药了，是滋补肝肾的最佳选择。

我在成为医生以后，我行医过程之中也看到杜仲神奇的功效。

周大爷今年六十多岁了，他的腰腿疼非常严重，而且已经患了三年时间，每隔一段时间疼痛就会发作，曾经尝试过多种治疗方法，虽然可以缓解疼痛，但是只能维持一个多月的时间，时间不长就复发了。

我给朱大爷诊病期间，我诊断出他的肾脏衰弱，而且腰疼感觉以酸软为主，浑身乏力，每当腰疼发作的时候，他总是会攥拳锤击腰部才感觉舒服。此外，他时常感觉腰膝酸软。观察到这些症状，我心中已经知晓了。

中医理论讲，腰为肾之府，所以腰疼病的发作与肾脏有很多的关系。一般肾虚引起的腰痛，患者会反复疼痛，喜按揉痛位，并且感觉腰膝酸软。周大爷的症状就是属于肾虚腰酸的症状，于是我给他推荐了一个食疗的方法。具体方法：取杜仲 30 克，猪腰 1 个。将猪腰处理干净，与杜仲共同放置在一个碗中，加入调味料。将碗放入蒸锅之内将猪腰蒸熟，将杜仲去掉就可以了，只吃猪腰，一周吃一次，四周为一个疗程。

在清理猪腰的时候，最好除去猪腰颜色较深的部位，把剩余部分切成条状，放入食盐、料酒、蒜姜末拌匀，五分钟以后将渗出的血水清理干净，然后放入白糖搅拌均匀，五分钟以后再用清水清理干净。这样做猪腰是为了去除猪腰中的膻味。

周大爷感觉这个方法非常简单，连续服用了 8 周，效果非常明显，腰痛症状基本消失，后来他时常使用这个方法，腰痛症状基本没有发作过。

我们经常说"以形补形"，猪腰的确能够起到补益肾脏的功能，但是在这个方子中，此方起到决定作用的应该是杜仲，猪腰作用是补益肾气。从中医的角度来看，中医讲的肾虚腰痛，特别是针对中老年人的肾虚腰疼，可能与西医中老年人的骨质疏松有很大的关系。现代研究证明，杜仲当中含有成骨细胞的活性物质，可以有效地预防骨质疏松症。

若是大家感觉这样蒸猪腰太麻烦，还有一个更为简便的方法：取杜仲 50 克，白酒一斤，将杜仲切成粉末，然后放入酒中浸泡，密封，浸泡一个星期以后便可以饮用。每日两次，每次只需喝上一小杯，4 周为一个疗程。

## 多喝山楂水，治疗慢性前列腺炎

小区的老王已经接近五十岁了，患上慢性前列腺炎已经有两年了，经常会感觉到腹部疼痛，而且伴有尿急尿频的症状。他曾到多个医院就诊，打过消炎针，也服用了很多的消炎药。虽然每次可以完全消除症状，但是过不多久就会复发，总是这样，让人头疼。

因为在一个小区，所以不好意思找我，但是后来"有病乱投医"，向我寻求解决的办法。我开始建议老王采用针灸治疗。但是我见到他的病历以后，诊断结果为非细菌性慢性前列腺炎，所以决定向他介绍一个方子。方法非常简单，每天拿出2两山楂泡水当茶饮用即可。

山楂当中有一种称之为槲皮素的物质，其主要作用为抗水肿、消炎、促进尿道平滑肌松弛等作用，对慢性前列腺炎有修复作用。国外的多家医学机构都曾对其治疗前列腺炎的作用进行实验，其中比较著名的一个实验是：将患者随机分成两种，两组都发给药片，外观并没有区别，口感完全一样，一组服用的是槲皮素，另外一组为普通的淀粉安慰剂，并无疗效。两组患者连续用药一个月，最后发现，吃槲皮素的患者治愈率为70%。

山楂泡水饮用，不仅对慢性前列腺炎有治疗作用，还能起到开胃、降脂的作用，适合人体长期饮用。

老王听后非常高兴，认为这个小偏方值得尝试，我叮嘱他必须坚持。我知道他非常喜欢吸烟喝酒，便劝他戒掉。因为吸烟是诱发慢性前列腺炎的重要原因，过度饮酒极容易造成前列腺水肿性肿大。我以前就接诊过一个经常酗酒的小伙子。他在就医之前的晚上，喝了不少的白酒，半夜起来上厕所，解小便很长时间也尿不出来。最后，他只好到医院就诊，用尿管将尿液倒出来。排不出尿主要是因为喝了太多的酒，前列腺肿大而尿不出来。所以，我对老王说尽管短时间内无法戒掉，喝酒的时候必须注意用量。

老王听后马上点头，回去以后下决心戒掉烟酒，并且坚持泡山楂水饮用，有的时候也吃一些山楂片。过了一段时间，我在小区晨练遇到他，询问病情，老王一脸的自信，说前列腺炎的症状完全消失了，现在过得舒服多了。

慢性前列腺炎可以区分为细菌性前列腺炎和非细菌性慢性前列腺炎。细菌性的慢性前列腺炎在临床中非常少见，在 10% 以内，非细菌性的慢性前列腺炎已经成为主流，临床占 90% 以上。泡山楂水这方法主要针对非细菌性的慢性前列腺炎，但对细菌性的慢性前列腺炎也起到辅助作用。

此外，除了山楂以外，生活中常见含有槲皮素的食物还有很多，比如银杏叶、槐米、绿茶、洋葱等，前列腺炎患者在生活中可以多服用这些东西。

我再向大家介绍一种按摩方法，辅助治疗：每天对小腹进行按摩。具体操作如下：起床以及睡觉前，先将尿液排干净，然后平躺在床上，平卧屈腿，尽量使腹部放松；把双手搓热，以右手平放在肚脐下方，以左手按压右手，按顺时针缓缓按揉。刚开始的时候，每天按揉 50 下，随时间增长而延长按摩时间。

这个方法主要是通过腹部刺激，起到缓解前列腺炎症状的作用。虽然做起来有些烦琐，但若是坚持进行，不仅针对慢性前列腺炎有治疗作用，身心也非常舒畅。

## 益肾壮阳，就多吃生蚝

有一次，有一个非常年轻的小伙子到我这里就诊。小伙子非常的腼腆，原来他结婚几年了，但是一直没有孩子。他本人的身体很虚弱，不是很有精神呢，加上结婚几年也没有孩子，所以心里非常的郁闷，而且自卑。小两口曾经到医院进行检查，主要原因就是男子少精症造成的，开了些药，但是也没什么疗效。

因为他家里不是很富裕，所以我觉得告诉他一个食疗方子比较好，于是推荐一个比较实惠的办法，就是吃生蚝。因为小伙子的家乡就在海边，这种海产品的价格并不贵。食用生蚝的办法很多，煮、煎、烤都行，看他的个人喜好。我建议他长期服用，每日只需要吃上一两个就可以。

生蚝也叫牡蛎，其主要功效有强身健体、益肾壮阳，根据现代研究也证明了其功效。生蚝当中锌含量非常丰富，是所有食物当中最高的。一些比较普通的食物，像大米、白面这些素食，锌的含量是非常低的，所以，如果平常只吃这些素食，体内就会缺少锌元素；即使是鸡蛋、猪肉等荤菜，锌含量与生蚝的锌含量差距也是非常大的。除了锌之外，生蚝当中还有硒元素，锌、硒这两种元素都有治疗少精症的作用。

根据研究发现，锌对生殖器官的发育以及性功能的完善有着非常重要的作用，前列腺及精液中只有含有丰富的锌才能让精子更具生命、活力。否则，一方面容易造成睾丸萎缩，精子生长异常以及性能力减弱；另一方面降低男性雄性激素的含量。硒则能够减少有害物质对精子的伤害，从而保证精子的活力。

吃生蚝还可以起到另外一个作用，增强人的免疫能力，这与生蚝当中丰富的锌含量是分不开的。人体内若是一旦缺少锌含量，人体免疫力就会降低，通过补锌可以增强抵抗力，降低感冒感染的概率，达到强身健体的目的。若是体弱多病者，通过补锌也能增强其抵抗力。

小伙子听完我的解释非常高兴，他也听人说过吃生蚝的好处，但一直没当回事，现在听我这样说，就问我是否每天多吃一些，好好补一补。我告诉他并没有这个必要,每日只需服用两个,就已经满足人体所需。锌浓度过高反而造成不好的反应,引起副作用。

很长一段时间之后,小伙子给我打来电话,说按照这个偏方治疗,果然有效。现在他身体明显好多了,已经很少感冒了,而且继续服用。

## 老年人,学一学减缓性功能衰退的方法

古语有云"食色,性也",其主要意思是,吃饭与性都是人的天性。但是随着年龄的增长,总是感觉力不从心,有一些中老年人,由于长期或大量服用某种药物,总是处于一种极度紧张、恐惧的状态中,可能在同房中就有些力不从心了。

我在年轻的时候养成了一个习惯,就是每天早晨晨练。在晨练的过程中,认识了老黄。时间一长,彼此都比较熟悉了。有一天,老黄非常难为情地告诉我,他最近两三年,总在那方面感觉力不从心,长期吃药又害怕有什么不良反应,于是便问我有什么不吃药调节身体的方法。在攀谈中了解到,老黄的症状就是阳痿。老黄身体平常很好,每年体检都是符合正常水平,平常也没有什么不良嗜好,工作不忙,也没什么工作压力。鉴于此,我便建议老黄可以喝白兰地,每日只需要喝上一小杯,不能喝多,过量对病情有不良影响。

老黄还是比较信服我,回去以后真的按照我说的去做了。只要晚上没有别的事情,都会倒上一小杯,细细品尝。有时,外出旅游也会带上一小

瓶。3个月后我再次遇到老黄，他说现在确实感觉不错，有的时候不需要伟哥也可以了。我对他说若可以保持喝白兰地的习惯，就能告别伟哥了。果不其然，又过了2个月，老黄已经不再用药物"帮忙"了，而且觉得自己精神头也足了！

白兰地酒的原料是葡萄，制作时先将葡萄发酵，然后蒸馏并萃取高浓度酒精，在橡木桶中贮藏多年，再取出来饮用。在《本草纲目》中记载有葡萄"暖腰肾"的功效，对性功能下降这种肾虚的疾病有一定的疗效。从现代医学来看，这样的症状就是阳痿，阳痿可以分为功能性与器质性两种。功能性阳痿主要因为心理障碍造成的，老黄的情况属于器质性阳痿。中老年人比较普遍的血管性硬化导致的血管性阳痿，也就表明阳痿患者的阴茎微小血管已经出现了病变，因狭窄致使血液不能顺畅流出，所以患者总会通过服用伟哥扩张阴茎血管，让血液流进去，从而阴茎充血勃起。血管狭窄在中医之中称之为血淤，葡萄酒之中有一种叫作多酚的成分，可以起到一定程度的改善硬化的作用，使阴茎血管血流顺畅。

民间当中还有一种说法："饮酒有活血化瘀、通血管的功效。"这种说法是有一定科学根据的。葡萄酒之中本身就有着非常风度的营养，再加上葡萄的活血化瘀功效，长期服用，能够疏通气血，从而起到养生的疗效。因此，我让老黄饮用白兰地，时间长了，摆脱药物依赖也是非常正常的。

值得注意的是，出现器质性阳痿还有另外一个原因：糖尿病，但是早期患病者是非常难以发现的。长期高血糖还会引起神经受损，特别针对于阴茎部位的神经，受损后大脑的性冲动信号不能顺利的传播到阴茎上，自然无法立刻勃起。当时我只是与老黄的偶然聊天，所以没有想起来，后来我又再一次告诫老黄。所以中老年患者应该多留个心眼，不要忽视糖尿病性阳痿的可能。

第九章

准妈妈 护理良方

## 孕期身上瘙痒，切记乱用药

小雯在一家房地产公司做销售，结婚快两年了，但是由于工作非常忙，所以一直没有要孩子。但是，后来因为担心自己年纪再大一些就不容易怀上孩子，所以决定辞职，为生孩子最准备。

小雯的付出并没有白费，在家里三个月就怀上了宝宝。在怀孕三个月的时候，小宝宝各项情况都非常正常。这让小雯非常高兴，每天不仅能进行必要的锻炼还对孩子进行胎教，希望能生出一个聪明能干的宝宝。

但是最近几天，她出现了一些小状况，她的皮肤开始发痒，但是并没有出疹子。小雯开始认为是室内过于潮湿，屋里面有什么跳蚤之类，于是尽量将门窗打开，有助于空气流通，还彻彻底底将房子打扫一遍，并且将衣物都拿出去晾晒，可是即便这样，瘙痒的症状还是没有得到缓解，并且是越来越痒。

随即小雯认为是自己的皮肤过敏，买了一些孕产妇女病理的书籍作参照，却看到可以产生皮肤瘙痒的病症实在是太多了，担心自己盲目用药影响宝宝的生长发育。

所以小两口到医院进行检查，诊断结果为妊娠皮肤症，于是我告诉她没有什么事情，不必担心，不会伤害到宝宝。

小两口并不放心，便问道："大夫，您说会不会是妊娠期丘疹性皮肤炎？我查阅了书籍，书上说得了这个病会对宝宝有影响。"

我说："不要担心，不是妊娠期丘疹性皮肤炎。那种病发生的概率非常低，且全身各处都有可能发作。得病的时候，全身会出现丘疹，那些丘疹小而坚硬，像一些小疙瘩，呈圆锥形或半球形状隆起，一般为红色的，多由发炎、分泌物积聚或组织成分的肥厚所引起。的确，这种病会对宝宝造成很大的影响，可能造成流产或胎儿死亡，但是发病的原因现在并不明确。"

两口子便问道："请问您，那有什么办法治疗我现在的瘙痒症状，而且还不能伤害到宝宝。"

"这样吧，你现在处于怀孕中期，我并不主张用药，所以给你开个方子。"

于是我便给小雯开了这样一个方子：五味消毒饮。苦参30克，蛇床子、地肤子各16克，蝉蜕、黄柏各10克。并且特别嘱咐他们，这些药先用水煎一次，最好是用砂锅。煎好之后将水倒进去，趁热先熏，等水温下降之后用水进行擦洗，每天晚上睡觉之前擦洗一次就可以了，每次擦洗15分钟，坚持一周就可以了。这个方子能够起到对祛风除湿、活血祛风、清热解毒、活血凉血、利水止痒、消散疔疮、止痒等具有很好地疗效，而且能够治疗各种病毒引起的皮肤病。

小两口非常高兴地回去了，临走之前我告诉他们："如果过于瘙痒，千万不能用指甲用力抓，以免将皮肤抓伤，引起感染。还应该做一些准备，如避免流汗，流汗以后应该尽量用毛巾擦干；衣着宽松舒适，不能穿过于紧身的衣服，尽量穿棉质吸汗的衣服；不要用热水擦烫患处；尽量少用肥皂刺激患处皮肤。"

不几天以后小雯到医院做孕检，顺道到我办公室就做，非常高兴地对我说："大夫，你的方子真管用，现在我完全不痒了。"

走之前我叮嘱她,虽然已经好了但也不能大意,必须保持空气流通,多做户外运动,以免皮肤过敏。

## 巧用橄榄油,帮你解决妊娠纹

小华是一所培训学校的舞蹈老师,对于舞蹈非常痴迷,为了跳舞,还多次出国求教,可以说对舞蹈已经痴迷到了一定的程度。舞动曼妙的身姿,让人不禁喝彩。

然而这样婀娜的身材遇到了怀孕也成为一场"噩梦"。从怀孕开始,尤其是随着孕期的增长,小华的肚子一天天鼓起来,别说是以前的小蛮腰了,就连以前那嫩白的肚皮也出现了粉红色的不规则裂纹。小华好一阵的难过,担心因为生育而毁掉以后的艺术道路,于是每天对爱人发牢骚。

随着时间的推移,肚子越来越大,裂纹也越来越多,小华终于无法忍受了,于是两个人找到我,看看有什么办法可以消除讨厌"裂纹"。

小华非常急切地问我:"大夫,为什么怀孕肚子大了起来,这种裂纹也越来越多呢?"

"这种裂纹其实就是我们大家知道的妊娠纹的前身,因为你现在的月份还不算大,所以肚子上的裂纹还不算多。一般来说,怀孕超过3个月,随着宝宝不断地生长发育,子宫会逐渐增大。当盆腔已经无法容纳下以后,就开始向腹腔延伸,此时肚皮不断鼓起,原本平坦的肚皮需要进一步撑大,势必会将肚皮上的肌肉和皮肤纤维进行拉伸,如同吹气球,不断吹,皮球的表面自然会不断壮大。当拉力达到一定程度的时候，纤维组织就断裂了，于是肚子上面就出现了粉红色或紫红色的横向断纹。这就是妊娠纹，很多女性朋友都知道，妊娠纹形成以后是非常难以消除的。"

听到这里小华满脸愁容，"哎呀，那怎么办啊？要是生完孩子以后不能恢复，我以后怎么跳舞啊，实在是太难看了！"小华满脸愁容。

其实啊，要想避免妊娠纹继续滋生并不困难。关键在于平时注意保养，贵在坚持。

首先，决不能天天睡懒觉，精神不要过于紧张，运动应该适当。比如早上起床以后可以出去散散步，晚饭以后出去溜达溜达，能够增加皮肤纤维的柔韧度。

其次，需要注重饮食合理，营养均衡。尽量避免碳水化合物饮料，碳水化合物摄入过多会导致人体发胖。这样会给妊娠周围的皮肤更大的压力，导致裂纹更多。

再次，洗澡的时候应该注意水温。水温应该适中，用比自身体温低一些的温水冲洗身体，并且另外一只手对皮肤按揉，从而加强皮肤弹性。只要坚持下去，自然会有效果。

另外，我再给你一个方子，这是个小偏方，在洗澡的时候配合着使用，效果更加明显。

小偏方：到超市购买一瓶橄榄油，回家以后将油炒熟，然后放在桌子上晾凉，然后装入瓶子中。每日洗澡以后，往手心里倒一点，然后搓揉手心，大约一分钟吧，等到手心有发热感。然后用已经发热的手心涂抹腰部、腹部、手臂、大腿根部等容易出现裂纹的位置，并且按摩时应该打圈按摩，等到皮肤将橄榄油充分的吸收为止。因为橄榄油当中有皮肤亲和力的角鲨烯和人体必需的脂肪酸，非常容易被吸收，能够增加皮肤的弹性及润泽度，同时橄榄油中所含丰富的单不饱和脂肪酸和维生素 A、E、D、K 等以及酚类抗氧化物质，这些物质能够消除面部皱纹，防止肌肤衰老。

## 孕期乳房护理，按摩清洗最重要

弟妹还有两个月快生了，所以大家聚在一起吃顿团圆饭。我便问了一下弟妹的孕检结果，宝宝的发育状况，弟媳妇非常不好意思地对我说："大哥，其实也没有大事情，医生说宝宝发育很健康。可是我总感觉乳房胀痛，真的很难受。"

我非常耐心地给她解释说："这属于怀孕期间的正常反应。自妊娠 8 周起，由于准妈妈体内的孕激素水平不断升高，使得乳腺组织内的腺泡和腺管不断增生，导致乳房外形出现了变化。不仅乳房的体积开始增大，而且乳房下的脂肪开始不断沉积。随着月份和年龄的增长，乳头和乳晕的变化也越来越大，颜色逐渐变深，到孕晚期时极可能变成枣红色的。在最初的一个月内，孕妈妈只会感觉乳头有微微的胀痛感。有一些准妈妈在怀孕二十周以后，乳头当中还会分泌出少量的乳汁，这些都会为以后的哺乳做准备。"

听我说完，弟妹紧张不安的心落了下来，却又非常小声地问我："大哥，我乳头四周有一粒粒的小疙瘩，我曾经尝试用清水擦洗，却擦不掉。这样会对哺乳有影响吗？"

其实对乳房进行护理非常简单，平时只要稍微注意一些就可以了。我告诉她一些很好地办法。

"首先就必须做好清洁工作。在怀孕 5 个月后，对乳头应该经常用清水进行擦洗。擦洗时动作应该轻柔一些，不要过于用力。如果乳头上的疙瘩不好清除，还可以选择用植物油进行软化，然后再进行清洗。清洗乳头时最好不能用肥皂或酒精，因为容易将乳头上的润滑物清洗掉，造成乳头干裂，引起乳头疼痛，为防止干裂可以涂上一层含有油脂的乳液。其次就是对乳房进行养护。"

于是告诉了她一套养护乳房的按摩方法。

按摩手法护养乳房：

步骤一，用大拇指作为一边，另外四指合拢为一边，虎口张开，由胸口外侧向中央推揉，以防胸部外扩，左右乳房各 30 次。

步骤二，手型保持不变，从左胸开始。有左手的外侧向中央推，推到中央后，同时配合右手将左乳向上方推，一直推揉到锁骨位置，重复 30 次，然后对右乳进行推揉。这个动作可以有效防止胸部下垂。

步骤三：双手做成一个罩子状，五指略微分开，用手掌可以将整个乳房罩住。然后稍稍弯腰，双手罩住乳房然后从乳房底部向上提拉。每个乳房可以重复 20 次。这个动作有丰胸的作用。

最后可以涂抹橄榄油护肤乳。用炒熟之后的橄榄油涂抹在乳房周围，双手围绕乳房进行弧形按摩，按摩到乳房将所有的橄榄油全部吸收。这样能够保持乳房嫩滑。

此外，可以用温水对乳头进行清洗摩擦，增加乳头皮肤韧性，有效防止乳头皲裂；其次，如果乳头呈凹陷状，每次用手指轻轻拉起，捻转乳头，以防止对母乳造成障碍；另外，因为乳头的色素沉着，所以每天在洗完澡以后，可以在乳头涂抹少许牛奶，涂抹于乳头之上，能够有效地防止乳头变黑。

最后还对她说："怀孕期间，特别是 5 个月之后最好不要戴乳罩。如果必须要戴的话，最好选择孕妇专用乳罩好一些。乳罩的作用是为乳房提供可靠的支撑和扶托，使乳房的血液得到顺畅的流通，这样有助于乳汁的分泌以及乳房的抗病能力，最重要的是保护乳头不受擦伤。还有就是，乳罩必须及时更换。因为随着怀孕时间的推移，乳房的变化是很大的，如果更换不及时，会影响到乳房的正常发育。"

孕期乳房的护理极为重要，不仅有利于产后的哺乳，而且未来女性保持优美的体型也非常重要，同时对乳腺炎起到预防的作用。所以孕妈妈必须注意孕产期乳房的保护。

## 孕期肌肤缺水，自制面膜帮你忙

我们都知道母亲是非常伟大的，不仅需要承受分娩的痛苦，而且还需要承受身体健康方面的考验，稍微不留心可能就会出现这样或是那样的症状。就拿肌肤干燥缺水来说吧，可能每一位准妈妈都会遇到这样的问题。皮肤缺水最明显的特征是：整张脸都是非常紧绷的，特别是面颊部位极为严重，局部地区可能会出现细微的褶皱、干皮。那么当准妈妈遇到皮肤缺水症状的时候应该如何处理呢？我为大家提出的建议是：敷面膜。

记得我有一次到外地旅游，在村寨中遇到一位准妈妈，当时秋高气爽，但是北方的气温干燥让她的皮肤出现了一些问题，在聊天之中知道我是一名医生，她对我说："我以前皮肤有一些干，肤质还是不错的。但是现在怀孕三个多月了，皮肤也变了，又干又敏感，感觉面部的皮肤紧绷绷的，在洗脸后还是非常干燥，有时眼角处曾经有一些细纹……这些都正常吗？现在已经是秋天了，为什么我的皮肤还是这样干燥？"

我说："其实怀孕的时候出现这种状况非常正常。因为孕期体内激素水平的变化，女性的皮肤都会失去柔韧感，而且看上去很粗糙，甚至会感觉到干燥，有些部位还会脱皮，脸部的色素沉积也会非常严重。在孕期的准妈妈都会遇到皮肤缺水的症状。"

"哦，什么是皮肤缺水呢？我不太清楚。"准妈妈轻轻地抚摸着自己的脸，担忧地问道。

我告诉她，缺水症状可以分为深层缺水和表层缺水。深层缺水实际上是真皮层的缺水，只能依靠摄入大量的水来解决。因此，大量喝水和吃水果都能解决干燥的问题，并且每天最好饮用两公斤白开水。但请注意，吃过多的水果造成摄入太多的糖分比较容易发胖。表层缺水则是指皮肤表层面的缺水，可以涂抹一些滋养产品，比如敷面膜。

敷面膜是女性比较舒服的行为。面膜非常特殊，它能对皮肤深层污垢进行清理，可以滋润低层干涸的细胞，可以让美好的肌肤持续保持良好的状态……其实，我觉得使用面膜如同为皮肤进补，孕期肌肤需要给它补充什么，就该给什么。当然，面膜能够为皮肤提供良好的美容效果，但是不同性质的面膜应该适应不同的肤质，所以准妈妈在选择面膜的时候应该慎重。例如：准妈妈是油性皮肤应该选择具有深层洁面效果的泥状面膜；干燥性皮肤应该选择保湿滋养型面膜。像我遇到的这位准妈妈属于肌肤缺水、干燥，我便建议选择具有保湿作用的面膜。

"其实我很少敷面膜，"那位准妈妈犹豫了一下，然后接着说，"可是不知道效果如何……"

我笑着说;"我给你写一些自制的面膜方法,同样可以起到润肤的作用。"

1. 香蕉牛奶面膜:只需要香蕉一根、牛奶面粉适量。将香蕉捣碎,放入牛奶、面粉搅拌成糊状,均匀涂抹在面部,一刻钟以后清洗干净。

2. 杏仁番茄面膜:取少量杏仁粉,一个番茄先将番茄榨成汁,均匀涂抹在面部,待干后清洗干净。

"这些自制面膜与普通面膜有什么区别。"准妈妈仔细看着这些方子,然后说,"那么,这个方子对我脸上的细纹有帮助吗?"

"当然会有效果,不仅是自制面膜,你还能尝试面部按摩的方法。"

"嗯,那您教教我!"

"首先,需要用两个手指放在人中位置,由中心向外侧滑动;手指由嘴唇下方向上滑动,如同嘴唇向上拉动,可以有效地缓解嘴唇部位的细纹。然后将手指合拢,双手从下巴位置向耳朵方向滑动,然后对整个面部进行提拉;用拇指及食指沿着细纹自下而上,对面部进行轻柔的按摩,重复3～5次。这个动作可以有效地刺激皮肤组织,去皱润肤。"

我一边讲解一边示范。这位准妈妈非常认真地看着,脸上展露出了笑容。最后我提醒她说:"秋天就应该为肌肤补水,还要吃一些含水量丰富的水果,比如梨、葡萄、苹果、橘子等,不仅能够补充水分,还富含多种维生素,对肌肤帮助很大。"

这位准妈妈走之前非常感谢,并说会将这个办法告诉其他怀孕的姐妹。

## 孕期，教你如何去掉小痘痘

下班回到家，在半路遇到同一个小区的小李。我主动与他打招呼，小李也笑着迎着过来。尽管如此，我能够看到小李脸上的愁容。我想，他可能最近遇到烦心的事，谁家可能都会遇到过。我并没有多问，继续往回走。但是没走几步，听到小李叫我的名字。我回过头，非常困惑地看着他。

我冲他一笑，示意他继续说下去。

"我老婆已经怀孕四个月了，我们俩都非常高兴。但是就在几天以前，她脸上、身上都起了很多小痘痘，一直也没有下去。我妈妈说怀孕的时候都会得这样的痘痘，但是你也知道，我爱人年纪还小，非常爱美，非常注重皮肤的保养。现在出现这么多的痘痘，整天愁容满面。再这样下去，我担心宝宝会受到影响。您是医生，能帮我点注意。"

"小李，不要担心。很多孕妇在怀孕阶段脸上都会起痘痘，这与内分泌有关系，这种情况是可以消除的，没有必要太担心。"

"那您帮她想想办法。"小李凝视着我。

我思考了一下，然后对小李说："你先回去吧，等吃完饭以后我会到你家里去一趟，看看具体情况再说。"

吃完晚饭以后，收拾停当，我便来到小李家，便按响了门铃。

进门以后，小李的爱人看到我以后，招呼我坐下。

我对她的面部进行观察，发现他爱人脸上不仅皮肤毛孔粗大，而且粉刺位置长着很多粉红色的痘痘，裸露的肩部位置隐约能够见到一些粉红色的痘痘。

他爱人对我说："您看，我脸上、全身起了很多这样的痘痘。"

我应声回答道："一般在怀孕期长痘痘与内分泌有关系，当然，还有一个原因就是与你皮肤的关系。"

"那您有什么好的办法帮助我去掉这些痘痘吗？而且，我的毛孔越来越粗大，皮肤有些过敏。我都不敢出去见人了。"他爱人把小嘴一撅，让我感到非常有意思。

我缓缓地说："这些皮肤问题是能够通过调节可以改善的。你可以选择控制洁油的化妆品，注意皮肤的清洁，采取必要的防晒措施"。另外，我又告诉了他们几个小偏方。

我说的时候，小李拿过来纸和笔，准备记录我说的偏方。

对于皮肤过敏的症状的治疗可以选择茵陈、大青叶、龙胆草煎水外敷。至于皮肤上的痘痘，可以自己制作祛痘水进行治疗。先是准备半杯水、一勺盐、小半勺白醋，然后搅拌均匀，然后用棉球沾湿，涂抹在长了痘痘的地方，早晨晚上各一次。每次制作的量不要太多，因为现做的祛痘水最好当天用完。除此之外，还有云中歌按摩的方法。洗完脸后，首先是先将手掌擦热，搓热后以后在脸上用画圈圈的方式的按摩，这样连续按揉 10 次。然后顺次按揉下巴、鼻子到额头的顺序，然后用指腹轻轻画弧的方式按揉。接着，用指腹从下巴轻轻向两侧推揉，这个动作反复进行 3 次。最后，再用手指对眼框部位按揉，同样做 3 次。我怕他们理解有误，说的同时又重新演示了一遍。

其实，长痘痘只是孕期非常小的问题，千万不要因为这些小事情影响心情。妈妈开心，宝宝在肚子里也能感受到，所以准妈妈应该保持乐观的心情。而且，不管如何，怀孕的女人都是美丽的。

## 减少黄褐斑，从饮食开始

在孕中期，可能都会因为自己脸上的黄褐斑而苦恼，并且自己脸上的黄褐斑会不会遗传给宝宝。由于怀孕阶段需要注意很多的事情，在这一时期必须格外小心，所以准妈妈面对眼前的黄褐斑束手无策，担心用药伤害到宝宝。在这里，我想说说我曾经接诊过的一位病人——陈霞，她就是在怀孕的时候长了黄褐斑，可是她现在的皮肤细腻光滑，白白嫩嫩的，让人非常羡慕。

陈霞一家公司的文员，每天的工作就是在办公室整理文案，工作很轻松，而且薪水不低。与所有的爱美女子一样，陈霞特别在意皮肤保养，因为从小皮肤就非常水嫩，丝般润滑，到哪都是一枝花，当然也引来了不少女人的羡慕。

可是在怀孕之后，开始出现了变化，自结婚到怀孕，陈霞的脸上出现可黄褐色的斑驳印记，由于斑块比较小，就像芝麻粒一般大，她开始并未在意，认为打一些粉底就好了。可是因为意外流产，斑突然变得很严重，颧骨的斑逐渐开始扩散开，整张脸暗黄、斑驳。这与先前的巨大反差实在是太大了，在很长一段时间里，她无法面对自己的脸。

陈霞到我这里诊病的时候，由于当时我正为另外一个病人进行救治，所以我请她稍事休息。在等待的过程中，我发现她神情有些慌张，而且目光游离不定，好像特别担心引起别人的注意。

为那位病人诊病以后，我给陈霞倒了一杯水，并且态度和缓的询问"病情"。陈霞告诉我，她已经有四个月的身孕了，之前曾经流过产。这次来找我，主要就是因为脸上的黄褐斑。陈霞说："我的同事怀孕长斑，听说就是在您这里治好的。我问她要了地址，便找来了。您看看我的脸，简直没法看了。"

我安慰陈霞说："其实你的担心是多余的，只也要你冷静面对。在妊娠后，脸上长了黄褐斑非常正常。这主要是因为激素对皮肤色素的作用，孕期因为激素水平的改变，加上女性减少了防晒化妆品的使用，接触紫外线就非常容易出现黄褐斑。事实上，大多数的女性的脸上长出黄褐斑是非常正常的，所以你没有必要过多担心，只要保持愉快的心情，同时保证充足的睡眠，同时也要保证合理的膳食才能快速消除黄褐斑。"

于是我向她推荐了一些可以淡化黄褐斑的食物：首先就是含有丰富维生素 C 的食物，比如西红柿、猕猴桃、柠檬和新鲜蔬菜。其次就是富含丰富维生素 E 的食物，比如牛奶、黄豆以及带谷皮类食物。另外，外出之前必须带好防晒工具，打遮阳伞、戴墨镜、佩戴遮阳帽等。

我又给她介绍了一些只治疗黄褐斑的小偏方。

1. 赤小豆、绿豆、百合各 15 克，清洗干净，在清水之中浸泡半小时，用武火煮沸后，改用文火慢煮，依个人喜好，可以放些糖或盐。

2. 七白膏面膜：白蔹、白芷、白术、各 30 克，白及 15 克，白附子、白茯苓、细辛各 9 克。研成细末，然后用鸡蛋清敷脸。

3. 涂维生素 C、维生素 E 或者柠檬水。

我告诉陈霞，这三个小偏方都能起到淡化黄褐斑的作用，另外还能美白肌肤，就拿七白膏面膜来举例子，其中含有七味中药材，其中白芷、白术具有美白、抑菌的作用，可以有效促进皮肤血液循环，白蔹、白及、白附子、鸡蛋清都能够起到祛皱美白、保湿的作用，而白附子、细辛能够扩张血管，改善血液循环，促进色素吸收，从而起到美白肌肤的作用。

大概又过了一个月，我在整理医书，忽然电话响起，原来是陈霞打来的。陈霞在电话里说："非常感谢您，你的方子太好用了！第一次使用就觉得非常清爽。因为用着比较舒服，所以一直坚持。用到现在也有一段时间了，现在黄褐斑已经非常淡了，肤色已经恢复了以前的样子，皮肤光滑细腻！"

## 怀孕贫血，木耳帮您忙

邻居王大爷的女儿怀孕已经快 6 个月了，眼见着还有几个月孩子就出生了，全家人非常高兴，然而接连两次的定期孕期检查结果让这一家子有些坐立不安：宝宝生长发育迟缓，足足比育龄小了一周的时间，而准妈妈也被查出了贫血。

之前各项检查都是良好的，而女儿的身体情况也不错，为什么现在突然有这样的变故呢？

王大爷与我的关系不错，所以领着女儿请我给她支支招。

"孩子，这医学上的诊断我看不懂，你给看看，女儿检查了几次，说是贫血，孩子生长发育也逐渐迟缓，好像比正常的体积小了，你说这该怎么办呢，应该吃点什么药？"王大爷的话连珠炮一样的说出来。

我从王大爷的手中接过两次的化验单和 B 超单进行比对，原来两次的血清铁蛋白分别为 9.5 微克/升、10.2 微克/升，而血红蛋白为 87 克/升、89 克/升，而 B 超显示胎儿偏小一周，我又对王大爷的女儿进行了检查，发现她的脉象迟缓，脸色苍白，唇色很淡，于是我问她："你最近没有感觉哪里不舒服啊？"

她说："也没什么特别吧，只是最近总感觉头晕乏力，浑身提不起劲，有时心里还发慌。"

我告诉王大爷说："不要过多的担心，饮食上应该多注意一些，加强营养，贫血症状就会消失。怀孕中期，宝宝所需的生长发育物质在增加，加上怀孕期血容量增加，需要充足的铁元素，倘若这个时候准妈妈没有充足的营养摄入，尤其是缺乏铁元素的摄入，就容易发生贫血。要知道，怀孕期间准妈妈所吸收的营养不仅是提供给自己，还要供给宝宝，这就表示必须加大摄入量，如果只是局限于早期的摄入量，只让宝宝吃不到更多的营养物质，造成发育缓慢，而导致准妈妈出现营养不良的状况。当然了，轻微的贫血不会对宝宝造成影响，但是如果严重了，宝宝极有可能会生长迟缓、胎动异常等。"

"原来是这样，那是不是需要用药？"王大爷担心地问。

"从化验结果来看，您的女儿主要是缺铁性贫血，因此在以后的饮食之中多吃一些含铁量多的食物，需要知道铁是制造血红蛋白的原料，准妈妈身体内必须存贮足够的铁，才能有效供给孩子的生长发育。"

"补铁？如何补？应该吃什么？"准妈妈轻声地问。

"可以在日常的饮食当中多吃一些榛子、栗子、花生、鸡蛋、核桃、葵花子、全麦面包、红肉、豆类、鸡血、猪肝、绿叶蔬菜和鱼肝油等，这些食物当中的铁元素都非常丰富。在这基础上，可以多吃一些富含维生素

C 的水果或蔬菜有助于铁元素的吸收。"

"嗯，我们知道了。对了，宝宝比育龄偏小一周？我补充了这些后，宝宝是不是会恢复正常？"

"会的，只要你的营养充足了，宝宝就能补充非常充足的营养，自然会增加生长发育的速度。除了平时的调理外，我还有一些不多的小偏方，坚持服用一段时间就能见效。"我拿出纸笔给他们写了几个方子：

豆腐炒猪肝：取豆腐三两，猪肝二两，调料适量。首先将猪肝切片、豆腐切片，先将豆腐煎熟，然后放入猪肝炒熟，待猪肝炒熟透以后，然后加入油盐等调味品，佐餐食用。不要小看肝脏，功效是非常明显的，其含有丰富的营养物质如铁、维生素 A、维生素 C、维生素 B2 以及微量元素硒，无论是对贫血的治疗，还是对宝宝的健康发育起到重要的帮助。

大枣黑木耳补血方：黑木耳 15 克、大枣 15 个，先将木耳、大枣洗净，放在碗中将木耳泡发，待完全泡开后加入冰糖和水，并且放到锅中蒸煮，每天早晚各吃一次。不仅吃枣、黑木耳，同时可以喝汤，每天可以坚持使用。大枣能够补益气血，黑木耳当中铁元素含量非常丰富，且具有充饥、益气、轻身强智、补血活血等多重功效，两者结合是治疗贫血的绝佳选择。

三红汤：红枣 7 枚、红豆一两、花生红衣适量，三种食材共同熬汤，与汤共同食用，每天饮用一次。若是没有花生衣，也可使用花生，但是需要保持花生衣。

王大爷拿着小偏方笑得合不拢嘴，临走之前我叮嘱了她关于均衡饮食的重要性，并叮嘱准妈妈在日常生活中不仅要补足铁，同时注意补充锌元素，经常食用含有锌元素较多的苹果（每日 1~2 个）、蘑菇、葵花籽、洋葱、香蕉、卷心菜以及各类坚果，因为缺锌很有可能影响孩子的智力发育，导致婴儿出生以后体重不增、身材矮小、毛发稀疏枯黄、味觉功能异常、皮肤粗糙，出现厌食症或巨食症、先天性心脏病、先天畸形等。同时，孕妇缺少锌元素会引起肺炎及腹泻等多种疾病，甚至缺锌会引起子宫的收缩无力，影响孩子的生长发育。

# 小便不通，试试这一招

下班之前，我将最后一位患者送走，我刚要换下工作服，忽然传来非常嘈杂的声音，紧接着一家人扶着一个孕妇进来。

"医生，麻烦您帮我老婆看看，她今天早晨感觉小腹胀痛，可是在厕所了蹲的时间很长，愣是没有排尿。之后她就躺到床上休息，谁知肚子反而更胀痛了，心中烦乱，颠倒睡不着觉，看她这么痛苦，我们决定带她来看看，以防有什么意外。"丈夫声音非常的低沉。

我赶紧对孕妇进行了腹部检查，然后让家人带着她做相关的辅助检查、导尿管引流及留取尿液检查，检查结果已经排除了排尿困难的器质性病变，胎儿情况也是正常的。在之后中医的观察诊脉中，我发现她的脸色苍白，舌质淡，精神萎靡，苔薄白，脉细滑，这是典型的气虚症状。

"这种状况以前是否出现过，这段时间饮食如何？"我仔细地询问。

"前些日子开始的，好像宝宝越来越大感觉也就越明显，但前些天好歹能排出一些，今天的情况还是第一次，你看我刚才肚子胀痛的，真是活受罪啊！"

我安慰她，"别担心，小便不通是孕晚期经常会出现的症状，又叫.转胞.，多是因为中晚期盆腔瘀血，宝宝胎体增大，增大的子宫和胎头将膀胱向上移位导致的，胎气下坠从而压迫到膀胱，以致膀胱气化不行，水道不通，所以尿液难以排出。"

她的丈夫理解这个意思以后便问："医生，那我老婆不能总是这样吧？也不可能每次憋得实在不行才来医院。"

我回答道："从你爱人的脉相来看，她只是气虚，需要补气升降，举胎化气，也唯有这样可以改善因气虚引起的小便不通。因为现在处于孕晚期，不适合口服药物，我想给她开一个外用的小方子，你们先试试吧！"

这个方法又叫热熨疗法，原理非常简单，只需到菜市场购买带须的大葱，用手折断，然后放入锅中热炒，分两轮使用，每次一两。炒热以后用毛巾包裹住，热熨下腹部，顺脐部依次向耻骨部熨烫，感觉温度下降时进行更换，每日一次，每次熨烫30分钟。这个方子通过温热对皮肤进行刺激，可以疏通经脉、流畅气血，从而起到治疗疾病的作用。

憋尿这种情况并非个案，所以请那些有类似症状的朋友不妨试一试。

## 煮点花生叶，准妈妈的安眠药

小韩是一家公司的销售部经理，不仅业务非常忙，而且一直保持诚恳的工作态度，其敬业精神也受到公司老板的赏识。至今小韩怀孕将近六个月了，随着宝宝在肚子里面一天天变大，小韩感觉最近体力越来越不支，睡眠情况也不好，白天工作起来一点精神也没有。朋友建议她通过中医对睡眠进行调理，在一个周六的下午，小韩进入了诊室。

小韩告诉我，她每天晚上都是辗转反侧难以入睡，要么就是睡眠不熟，稍微有动静就会被惊醒，有时候好不容易睡着，脑海中的一连串梦境就会把她惊醒，而这段时间里，原本安分的宝宝也开始淘气，每天晚上不知道要醒来多少次，令她非常痛苦。

"之前睡觉情况怎么样？"我耐心问道。

"以前睡眠还是不错的，不仅入睡快，而且一觉到天明。可是现在每天晚上至少要醒来五六次，好多次醒过来都是因为宝宝在肚子里踢，医生，是不是宝宝有什么状况啊？"

看着小韩疲惫的样子，我安慰道："孕妈妈睡眠质量不佳是由多种原因共用造成的。首先，睡眠姿势就对孕妈妈造成很大的影响。孕妈妈不宜只采用仰卧位，而是应该选择侧卧位，双腿蜷曲。这样可以避免减少对下腔静脉的压力，保证血液流通顺畅。要知道，下腔负责将子宫以下所有的静脉血输回心脏之中、重新补给养分的作用。这样宝宝在子宫之中才会舒服，夜间胎动也是极为强烈的。而有些孕妈妈以前只是采用单纯性的仰卧位，对血液循环造成了影响，宝宝因为影响缺乏而感觉不舒服，造成宝宝的胎动频繁，这对孕妈妈的睡眠质量造成很大的影响。

"其次，身体因素也对怀孕造成了很大的影响。随着宝宝的不断成长，孕妈妈的腹部逐渐开始变形以及体重增加，导致孕妈妈感觉到腰酸背疼，容易苏醒，翻身乏力。再加上此时的孕妈妈会有一定的尿频，多次起夜后自然难以入睡。另外，有的孕妈妈在夜间小腿容易抽筋以及呼吸急促，也会造成睡眠不良。"

听了我的话，小韩非常苦恼，"那怎么办？睡眠质量不好是不是会影响到孩子的发育健康？"

"当然会有影响了。睡眠不好不仅会导致孕妈妈体内的胰岛素过高，增加孕期之中患上糖尿病的可能，而且容易导致孕妇血压升高，导致分娩过程变缓，不利于宝宝的顺利出生。"

"啊，会有这样的后果，那有什么办法可以治疗吗？"小韩焦急地问。

"首先，孕妇应该离茶、碳酸饮料以及咖啡远一些，特别是咖啡，容易让人处于亢奋状态，特别是晚上睡觉前，千万不要喝咖啡。

其次，应该保持良好的睡眠习惯，晚上睡觉前千万不要忘记关掉电视，每天应该早睡早起，若是睡前非常清醒，可以用温水洗个澡，听听轻音乐，看看报纸，这样不仅可以起到胎教的作用，又有助于睡眠；早上起床以后外出散步，并且吸收新鲜空气。养成良好的生活习惯，就能保证睡眠质量的正常。

另外就是保持正确的睡眠姿势，仰卧位能够避免对孩子造成压迫，宝宝也不会因为在宫内紧张而制造强烈的胎动。"

在走之前，小韩向我咨询有什么好的偏方治疗失眠。

我对她说，养成良好的习惯最为重要了，就目前的情况，我一个辅助睡眠的方子，你不妨尝试一下。

于是我就推荐了我曾经用过的一个方子，只需要 5 两花生叶放在锅中煮，水要没过它，上火煎，水开以后再用文火慢煎 10 分钟，然后将煎的水放到水杯中，每日早晚各一次，连服三日，就能有效缓解失眠症状。

"就是这样的简单"小韩似乎有些不相信自己的耳朵，"不需要用别的药吗？"

我向她解释，在怀孕期间最好不要服用药物，睡觉之前可以喝加蜂蜜的牛奶，这样有助于身体分泌胰岛素帮助睡眠，另外可以适量食用高碳水化合物的食物，如小饼干，也对体高睡眠质量有帮助。如果是因为小腿抽筋引起的睡眠质量不好，可以补充一些镁、钙、维生素 B。

在她离开之前，我不断地叮嘱她，不管睡眠质量如何，最好不要吃安眠的药物，因为安眠药对宝宝和孕妈妈的身体健康都有很大的危害。

## 孕期腰酸背痛怎么办，不如站一站

孕妇进入了怀孕晚期，随着胎儿的体积逐渐增大，孕妇承受的负担也就越来越大，同时因为马上就要为人母，孕妇的行为也变得异常的小心。这个时期的准妈妈往往会出现腰背疼痛或者肋下疼痛，这让很多孕妇非常担心，担心是不是自己的体质出了问题，担心是否对胎儿造成不良影响。那此时的准妈妈们为什么会出现腰背痛、肋下痛呢？

前几天表妹到我家做客，她本来已经有了 8 个月的身孕，本来身子非常不方便，最近总是感觉腰部酸痛，有时候肋下也会痛，所以赶过来向我问明原因。

她对我说："记得在很小的时候、妈妈总说．腰疼死了！累死了！腰快断了！．有时我会过去起哄，她们却是嬉笑我：．小小的人知道腰在哪吗？．那时我非常不服气，现在怀孕了以后，我也明白了什么才是真正的．腰痛．了，有时候右肋下也会感觉极为疼痛，现在仍然困扰着我。是不是我体质太差了？有什么治疗的方法吗？"

我告诉表妹，许多女性在怀孕期间，尤其是即将分娩的那三个月，常会出现腰背痛。从中医的角度看是因为气血不足所致；从生理上而言是因为腹中宝宝的体重增加从而改变了身体重心，为了我们的身体重新恢复自由，唯一的方法就是将身体向后倾，而这样的姿势会对腰部的韧带以及肌肉加重负担，再加上妊娠后体内的激素水平出现变化，为了让胎儿顺利经过产道，人体内就会分泌出一种激素，能够促进连接骨盆处的韧带逐渐松弛，这种激素同样会导致肌肉松弛，导致加重了脊椎的压力，所以较为容易患上腰疼病。至于肋下痛，则是因为子宫逐渐增大而压迫脏器所致的，安全起见应该及时到医院进行检查。

表妹又问我采用什么样的办法可以改善这些情况。我就告诉她要做到以下几点：

首先，就是要合理控制体重。现在，一个孕妇往往被一个家庭重点看护，成了一个家庭的重心。这样一来什么家务也不做，一日三餐均是由家人准备。她想吃什么吃只要张嘴就行了，家人都会尽量满足她的要求。但是，其实整个孕产期身体加重的范围在12.5公斤以内，体重增加的数值超过这个则会影响身体健康，留下难以治愈的后遗症，还有可能是因为胎儿的体重过重，这对大人小孩都不是好现象。

其次，要做适量的运动，但要同时也要避免劳累。每走路和散步的时间不要太长。孕中期和孕晚期，孕妇千万不可从事重体力劳动，否则，容易扭伤腰部，甚至是伤及胎儿。像洗衣服、登高放东西、提举重物等，都会给腰部造成巨大的压力。这些工作家人可以代劳。

第三，必须保证身体的舒适度。在必要的情况下使用孕妇托腹带，孕期带上合适的托腹带，能够减小腹肌以及腰背肌肉力量的支撑负担。穿着鞋子要选择舒适型的，最好穿平底鞋。保持正确的坐姿，坐着的时候，要确保后背有物体支撑。可以将一小块毛巾垫在背部，每隔20分钟活动一下。

第四，尤其是做好防寒保暖工作。腰背痛轻微者，可以用热水冲澡，也可以局部热敷，用纱布、热毛巾和热水袋都可以，每天在腰部热敷半个小时，能够减轻疼痛。同时要加强腰部保暖，对于双腿以及双足的保暖也非常重要，如果双足和双腿着凉，则容易腰痛。

第五，需要做保健操或按摩。我建议表妹按摩三个穴位：承山穴（委中穴与脚后跟之中点，就是对小腿肌肉进行收缩时，可看到一个"人"字形的交点）、阳陵泉（膝关节半屈，腓骨小头前下方，正当胫腓关节处）、太冲穴（第一趾与第二趾的趾缝上两寸）。

另外我告诉了她一套很简单的保健操：立正时靠着墙根站好，双目平视，不要昂头，用力将颈部向上拉，每日几次，每天三次，对于腰酸痛起到缓解作用。

## 孕期痔疮最烦人，洗浴除烦恼

现代社会，久坐族的人数不断上升，所以患上痔疮的也越来越多。据有关部门调查，80% 的孕妇都患有痔疮。那么从未得过痔疮的女性，到了怀孕晚期怎么会得这种病呢？而曾经有痔疮的人，为什么一怀孕病情就加重呢？得了痔疮，准妈妈应该如何治疗呢？

就在两个月以前，准妈妈小张因为难言之隐到我这里治疗。当时她挺着大肚子非常辛苦，但是又不能坐下来，我猜想，她可能得了痔疮。

果然，她一开口就说："医生，我怀孕以前从没有得过痔疮，为什么现在有了，而且症状还非常严重？"

我和缓地说道："这主要是因为腹内高压引起的，随着子宫不断地扩大，下腔静脉受到的压力也逐渐增大，特别是胎位不正时，压迫也是最为强烈的，这时候极容易引起直肠下端、肛管的静脉回流，从而出现痔静脉充血、扩张，最终诱发痔疮，也就是说从无痔疮到患上痔疮，有痔疮的情况更加严重。"

小张又继续问道："我这样的情况是否可以进行手术治疗呢？我怀孕已经7个月了，现在痔疮发作之后连沙发也不能做，站着又很辛苦，痛苦死了。"

我回答道："痔疮是可以通过手术治愈的，但你现在正处于妊娠晚期，一般是不能进行手术的，否则极容易出现早产甚至是流产的危险。"

"啊，这样啊，那么我是否可以使用痔疮栓？我想用但是一直不敢用。"

"还好你没有用，"我替小张感到庆幸，"治疗痔疮的药物种类繁多，有一些在缓解症状上效果明显，但有部分药物中含有明矾、麝香、甘露醇及抗生素等成分，这些药用成分会对胎儿造成不良影响，孕妇在治疗痔疮时千万要仔细。药物对于宝宝的生长发育具有很大的影响，因此在选择药物时必须要慎重，用药之前必须向医生进行咨询，千万不能盲目用药。"

小张听完之后心里释怀了，但是还是满脸愁容，"医生，那应该如何治疗啊？手术不能做，药不能用，难道我就这样忍着？"

我给小张提出了几点建议，并且请她认真看待：

1. 健康饮食。注意饮食宜忌，如辣椒、花椒、胡椒、姜、葱、蒜、酒等；尽量少吃不易消化的食物，以防止出现便秘，加重痔疮；多吃有润肠通便作用、含纤维素的蔬菜和水果，如黄花菜、菠菜、木耳和苹果、梨、香蕉、桃、瓜类等。若对排便有困难，可用食用含有植物油的食物或蜂蜜，如核桃仁、芝麻等。

2. 保持良好的生活习惯，防止腹泻、便秘。不要长期有便不排，一定要排便有一定的规律，大便时一定要专心，不可阅读书报杂志，避免久蹲厕所，每次蹲厕所的时间最好不要超过 10 分钟。如果一次排不出来，可以稍事调整在继续进行，不要用泻药，更不能用压力极大的灌肠方法，以免出现早产甚至流产。

3. 合理运动。孕妇不应该长时间坐着，提倡做一些适当的锻炼，如散步、做操及打太极拳等。每日早晚可以各做一次缩肛运动，每次 30 遍。这样有利于增强盆底肌肉的力量以及肛门周围的血液循环，有助于排便以及痔疮的预防。还可以进行痔疮按摩，以改善局部的血液循环，方法是：排便之后用清水对肛门进行清洗，再用热毛巾对肛门进行热敷，可以按照顺逆时针按摩 15 分钟。

4. 痔疮治疗小偏方，熏洗坐浴。

（1）可用黄柏、大黄、黄芩、苦参煎水，每日排便或是早晚，趁热先用蒸汽熏蒸然后清洗，每次 15 分钟。

（2）用温盐水坐浴，注意动作轻缓，不可挤压到腹部，效果很好。

小张听得很认真，甚至记录了笔记。最后我根据她的症状程度，给她推荐了几种熏浴的药方。

# 第十章 老年人常见疾病的小偏方

## 每天含一片西洋参，低血压的福音

罗大爷已经是我的老患者了，人将近70岁了，并无大毛病，小毛病却是很多。几个月前，罗大爷因为腰腿疼到医院治疗，差不多已经康复了，我约他再来复诊，老人却一直没有来。直到一个多月以后才来，这才得知他前些天生病住院了，起因是那天本来想过来复查，不料身子离开沙发的时候头非常晕，眼前一片漆黑，头上出冷汗，突然重重地摔在地上。摔倒时还伤到了手腕，造成骨折，于是到医院进行治疗，住院两周，回家之后又静养了两周。

罗大爷的骨折康复以后，才过来复诊，原因是他一站起来就头晕的症状一直没有消失，住院期间一直都是卧床治疗，没有户外活动，所以没有察觉。出院之后在家休养两个星期，大概每隔两天就会出现一次。老人在骨折以前，其实以前也曾经出现过这种情况，但是因为很少发作，没有重视。听老人陈述完，我告诉他这主要是因为老年性低血压引起的，也别称之为体位性低血压。

虽然老年人最常见的病症为高血压，但是患有低血压的也很多。老年人由于上了年纪，身体虚弱，活动量小，代谢低下，或患上了多种老年疾病，这样就出现了多种老年低血压。低血压的临床表现为倦怠乏力、头晕目眩、胸闷气短，更为严重者可导致心脑灌注不良，容易出现休克、晕厥、中风、心肌梗死等多种并发症，危险性非常巨大。

罗大爷听完我的话不禁感慨，他感觉自己的血压不高，还认为是好事情呢，没想到这血压低也会闯出祸来。我对他的血液进行测量，果然，才 95/55mmHg。当收缩压 ≤ 90mmHg 或舒张压 ≤ 60mmHg 时，在临床上就被定义为低血压。我叫罗大爷放心，低血压还是比较容易应对的。最简单的方法就是每天含一点西洋参。具体操作方法：切一小片西洋参，大约为拇指大小，每次含在嘴里 10 分钟，一日三次，两周为一疗程。也可以购买市场上的西洋参含片，按照说明服药。

罗大爷于是开始采用含服西洋参的办法，使用一周后，症状有了明显的好转，体位性低血压的症状基本消失了，我在嘱托他要合理休息，以后应该定期服用。罗大爷欣然答应，一直到现在也没有出现头晕的症状。多次测量血压，也都稳定在 100/65mmHg 以上。此外，如果不喜欢含服西洋参片，还可以冲泡黄芪水。先是采集黄芪 15 克，在热水之中浸泡约 10 分钟后饮用，一日两次，两周为一疗程。这个方法可以提升人体内的阳气，同样可以提升血压。但要论简便性来说，最好还是选择含西洋参片。

## 总是失眠，赶紧用交泰丸敷肚脐

有句俗话说"前三十年睡不醒，后三十年睡不着"。中老年人的失眠，是心理和生理共同作用的结果。对于不少已经离开工作岗位的老人而言，退休之前是"胜友如云"，退休后百无聊赖，这样巨大的心理落差，更是心情沉郁,难以入眠。

我们小区张伯伯就是这种情况。他今年63岁,一年前退休了,一开始感觉自己已经解放了,早上喝茶看报,非常悠闲。可是逐渐地,心里不安,特别是要快睡觉之前,大脑不停地运动,百感交集。刚开始的半个小时里,还能勉强进入梦乡;可到了后来,情况越来越糟,几乎一整夜睡不着觉。后来他开始服用安眠药,刚开始晚上只吃一片,就能够安然入睡了。后来开始增加药量,但是睡眠的时间也不足三个小时。由于夜晚失眠,白天就非常的乏累,但就是如此,仍然是无法入睡。家里人担心他的身体状态,就带张伯伯找我,看我有什么解决的办法。

我在经过询问以后,就对张伯伯说,中医认为,失眠是主要是"阴阳失调"引起的。大张伯伯的年纪大了,极容易生气亏虚,体内阴虚,又加上过多思虑,心火亢盛,内外夹攻,就会阴虚阳亢,阴阳失调,晚上失眠也就很正常了。

张伯伯听完,就忧心忡忡地说,他现在已经吃很多的安眠药,但是还是睡不好,接下来几十年,那应该怎么过啊?

我赶忙安慰,他现在已经退下来了,时间充裕,所以很适合中药调理,治疗失眠。说着,我就告诉他一个方子:交泰丸敷肚脐。主要的操作方法是:将黄连、肉桂研磨成粉末,然后准备若干蜂蜜,将蜂蜜、肉桂粉、黄连粉按重量比例为10:1:10,共同混合调成膏状,装瓶密封备用。每晚睡觉之前先将肚脐洗干净,取膏药5克放置在肚脐上,外用胶布固定,第二天早晨取下来。2周为一疗程,一般只需要使用两周。

从阴阳理论来讲,人活动、清醒时属阳,静止、睡眠时为阴。五脏六腑当中,心居于上方,属火,所以为"阳";肾居于下部,属水,可视为"阴"。老年人随着年龄的增大,肾精亏虚,极容易出现肾精亏虚。现代学者对四十岁以后的中年人所生疾病进行调查，也发现以阴虚证为多。医家徐东皋曾云："肾水不足，真阴不升，而心火独亢，不得眠者。"当阴虚不能制约住阳气，阴阳无法调和，极容易造成失眠症状。因此，调和阴阳，是中医治疗失眠的根本原则。

交泰丸由黄连、肉桂等按照一定比例进行配置，最早见于明代韩懋写的《韩氏医通》。黄连苦寒可以进入心经，清降心火而直通肾水；肉桂辛热入肾经，温升肾水而接济心火。二者阴阳调和，清心除烦，交通心肾，引火归元，自然能够治愈失眠。

现代药理研究发现，黄连、肉桂单独进行使用，其安眠、镇静的作用并不明显，但是二者相互配合，可以有效地对大脑中枢神经系统中兴奋、镇静的神经物质产生协调作用，从而起到镇定、安眠的作用。

在古代，交泰丸属于口服药。但是交泰丸口服的味道非常不好，且治疗老年人失眠的周期比较长，所以后来被改为了脐敷，更容易被患者使用、接受。

张伯伯听完以后，觉得这个方法不错，能够尝试一下，当天回家就进行了准备。后来朋友告诉我，张伯伯使用一周以后，每晚可以睡眠 5 个小时，虽然睡眠不是很熟。一个月后，睡眠时间已经增加到了 6 到 7 个小时，早上精力非常充足。

值得注意的是，老人失眠一般都是心阳肾阴不得调和所致，但也有可能因为脏腑功能无法调和所致，如采用这个方法得不到满意的效果，还需要辨证分清原因，进一步进行分析诊断。

## 小便失禁，药酒帮你忙

我们在看武侠连续剧的时候，眼前经常出现这样的一幕，一个人开始总是四处耍威风。结果，一遇到真正的对手的时候，还没伸出手，就被人打得狼狈逃窜。那么，大家有没有想过，为什么人在受到惊吓的时候会憋不住尿呢？这让人出了不少的洋相。这个从传统医学的角度并不难解释，主要的问题在肾上面。肾主水，在水液代谢的整个过程当中，肾气可以说是代谢的原动力，对每一个环节的功能都起到调节的作用，水液代谢是否正常直接反应肾功能的正常程度。而且，肾主管大小便，与膀胱互为表里，膀胱所运转的动力也是由肾提供的，可见大小便出问题，肯定与肾有很大的关系。

恐伤肾，肾气不充足就会导致膀胱的懈怠，收束无力，小便失禁的问题也是很正常的。其实，在《黄帝内经》中就提到过因惊恐会致使人的大小便失禁，在《素问·举痛论》中讲："恐则精却，却则上闭，闭则气还，还则下焦胀，故气不行矣"。意思说的是，恐惧会导致上焦闭塞，精气下泄而无法正常的运行，肾气不行，肾主管大小便的功能也就会丧失，人就没有办法完全的控制住排泄。所以，在受到非常严重的惊吓以后，有的人甚至出现大小便同时失禁的表现，这是因为体内的气机出现了紊乱。

如果不及时进行救治，可能长期无法痊愈，甚至引起其他的病变。所以对于小便失禁，不要觉得非常难为情，总是藏在心里，这种惶恐不安的情绪也会影响到肾气，让小病拖成大病。古人养生，注意在每个细节之中，即使是小便这样非常隐晦的事情，他们也会细心观察，不让自己的身体出现任何的差池，苏东坡就在《养生杂记》中写道："要长生，小便清；要长活，小便洁"。

这里给大家介绍一个防治小便失禁、尿频的按揉导引法。导引运气，就是通过利用我们的意念来调动我们体内的气，将不正当的饮食和负面情绪所影响而紊乱的气回归本位，符合人体流动的需要。这个导引的方法非常的简单，具体做法如下：

早上起床之后，先深深地吸一口气再呼出来，让呼吸均匀，然后用以舌头抵住上腭（持续的时候保持发"儿"的音），眼睛向上看顶部。随后吸气，肛门随着做收缩的运动，然后放松呼吸，反复不少于20次。

这个动作非常的简单，很多人觉得不可思议，如果那样的话，你可真是没有看出其中的门道。这个动作虽然简单，但是蕴含的中医哲理是非常深的。我们知道，任脉和督脉都由我们的口中断开，舌抵上腭，就是将这两条经脉连接在一起，任脉导引壮肾法就是利用呼吸之法让体内的气血正常的运行，还有很好的生津作用，可以健肾壮肾。任脉下行，督脉上升，气血畅通，身体的问题就可以得到调节。而肛门的收缩动作可以起到制约膀胱的作用，功效非常的全面。最重要的是，假如你长期坚持，会发现，导引完以后，口中生津。这时候，你需要将津液缓缓地咽下去。要知道，"津液"可是非常珍贵的东西，道教将津液称之为"长生酒"，认为津液可以濡养内脏、骨髓，滋润头发、五官，好处非常的多。

我认识一位老先生，80多岁的年纪，耳不聋眼不花，每天早晚就像是年轻人的精气神，拎着一大杯水到图书馆阅读书报，身体非常的硬朗。他的养生秘诀就是：每天早晚都将舌头抵住上腭，让嘴里生满津液，然后分三次，缓缓咽下去。到现在还是吃嘛嘛香，牙齿还是很坚硬，也不松动。真是让邻居们羡慕。

恐惧是人们与生俱来的一种感觉，毕竟从一个非常小的婴儿到具有很多知识技能的成年人，要经历非常多的历练，要想做到临危不惧也是不容易的，也没有这个必要。就像一个健康的人有时也会患感冒的症状，在心中的体验，有时候挑战一下自己的极限，让自己感受不一样的刺激，对身体和情绪来说，都是非常有益的。在恐惧之后，随着时间的推移，经常做导引壮肾法，将体内乱走的气理顺，让瘀滞的气血变得通畅，人生自然是无忧无虑，长寿到老！

## 鸭肫山药粥，帮您止咳嗽

感冒咳嗽是非常常见的疾病，一般情况下，一周即可康复，但有一些患者并非如此。吴大妈几个月前着凉感冒，出现了咳嗽、头疼、流涕、鼻塞等症状，吃了一些感冒药、化痰药后症状得到缓解，但是总不停地咳嗽。所以又吃了几种抗生素，但是咳嗽依然没有消失，后来，在别人的介绍下找到了我。

第一次见到吴大妈的时候，她的样子非常憔悴，并且还在不停地咳嗽。她说已经咳嗽一个多月了，痰多质稀，每当天气一凉或是闻到刺激性的味道情况就加重，喉咙很痒，双腿肌肉酸软无力，食欲不振，吃完以后总感觉腹胀，睡眠还可以，但是大便稀少，三四天才去一次，小便倒是正常的。

吴大妈说自己已经服了很长时间的中西医药物，不希望再用药物治疗了，希望我能给她选择食疗的方法，因此我给她推荐了一个方子：取鸭肫1个、大米50克、薏米30克、山药30克，将鸭肫洗净之后切成片，然后再放入调料，加水之后煮食。每日一次，两个星期为一个疗程。

吴大妈使用这个方子以后，两周后复诊说她咳嗽的症状明显降低，几乎无痰，喉咙处也不是很痒，逐渐开始有了胃口。她继续服用一周以后，咳嗽基本康复了。

从中医的角度来看，吴大妈的症状属于肺脾两虚。患者在感染外邪之初，肺气与外邪相互斗争，但是始终不能将外邪祛除体外，结果正气与外邪，谁也不能占据上风，打起了"持久战"，时间一长，患者的肺气亏损不说，脾的气也同样受到伤害，这从患者的食欲不佳、饮食不调、三四天大便一次可以知道。至于两腿肌肉酸软，同样都是脾虚的症状，因为脾主管肌肉，脾虚则肌肉失去了濡养，自然感觉酸胀无力。

培土生金，从中医的五行相生理论而言，脾胃属土，肺属金，土为母，金为子，母荣则子荣，因此，补脾气，就能生肺气。脾主管运化，肺主管呼吸，脾传输饮食中的水谷精微，向上传输到肺中，与肺纳入之气结合，变化而成宗气，所以有"肺为主气之枢，脾为生气之源"的说法，两者相互依靠，彼此影响，这就是脾助肺益气的原理。脾气健旺，则肺气充足；脾脏生血，阴血充盈，就能滋养肺阴，从而起到平衡肺之阴阳的作用。另一方面，脾运化水湿的功能又是凭借肺气的升降与宣发。在《素问·经脉别论》中记载："饮入于胃，游溢精气，上输于脾，脾气散精，上归于肺"，人体内的水液，由脾气上输进入肺内，通过肺的宣发肃降作用而步散至全身各处。

培土生金法在治疗慢性咳嗽上有显著的效果。早在汉代，医圣张仲景就曾在黄芪建中汤治疗肺虚损不足，可以说是甘温培土生金的开端。医学家李东垣认为"脾胃一虚，肺气先绝"，从而充实了"培土生金"的内容。

鸭肫山药粥是能够起到健脾的功效，专门用以治疗咳嗽，是取"培土生金"之义。鸭肫，也就是鸭胃，它的作用于鸡内金相同，都是补益脾胃之佳品，从食疗的角度来看，一般取鸭肫口味更佳。山药的主要作用就是补脾益气，有助于人体免疫功能的增强，这也证明了它"补正气"的效果。薏米归胃、脾、肺经，能够起到渗湿利水、健脾补益的作用。它同时具有一定的抗病毒作用，显然，对于慢性咳嗽而言，薏米的主要作用就是祛除外邪，也是非常有益的。

# 冬天鼻子总干燥，试试鱼肝油

平时周末的时候，我带着小孩子在楼下的广场上玩，就会和小区中的老人们聊聊天，既是一种消闲，也可以听听他们有什么疾病，顺便帮着解答。

有一个规律，每到秋冬的时候，我就会听到他们抱怨自己的鼻子感到干燥，这也是他们经常向我反映的问题之一。

听到他们说这件事情，我也有很深的感触。记得是有一年的秋天，下班的时候碰到了耳鼻喉科的同事，我们就在一起闲聊了几句，他抱怨说，今天看病竟然连看了三十多个鼻出血的老年人，而绝大部分的发病原因都是干燥。

秋冬的气候非常的干燥，并且很容易让鼻黏膜的水分蒸发掉，因此就会造成鼻干燥。

另一方面，气温太低会让鼻黏膜下的血管收缩，分泌黏液的功能就会下降，造成自身分泌液体数量减少。这两个因素合起来，就很容易造成鼻干，甚至会造成出血的症状。

实话说，要对付这个问题，处理的方法很简单，现在很多老年人都相当注意保健养生，许多人习惯天天都吃鱼肝油。只需打开鱼肝油胶囊，用手指或棉签将里面内含的鱼肝油涂抹在鼻腔里，就可以起到预防和治疗鼻干燥的效果了，一般每天只要涂抹一次就够了，持续7天为一个疗程。

鱼肝油的成分相当简单，简单来说，就是两大部分物质：维生素和油剂。维生素有着维持上皮组织的完整性，滋润黏膜，预防干燥的功能；而把油剂涂抹在鼻腔黏膜处之后，它可以形成封闭性的油膜，从而保护皮肤黏膜，以减少水分的蒸发，同时还可以促进皮肤黏膜水合作用，起到了显著的滋润和保护效果。

用鱼肝油来防治鼻干这个方法，不仅可以在日常生活中方便使用，假如老人家因病住院了，必须要进行吸氧治疗的话，这个方法也相当适用。可要知道，吸氧的时间长了，鼻黏膜干燥的症状就很有可能造成了，但假如在吸氧之前就先用鱼肝油涂抹一下的话，这个概率就会大大降低了。

在"很老很老的老偏方"系列书第一册（《很老很老的老偏方，小病一扫光》，第34页：《一瓶冰可乐，迅速止鼻血》）中，也曾介绍过一个预防冬季干燥引发鼻腔出血的方法，这个也是可以用来参考的。

在这里如果可以配合"摩鼻法"，那效果就会更加好了。具体的做法就是按摩鼻子以及鼻周：先用食指和拇指按着鼻梁的上端，然后以此为起点从上往下反复揉搓，此时注意一定要搓到鼻翼的部位，一直揉搓到局部发热方可结束。接着按鼻周,也就是用两根食指分别压住鼻唇沟,依然是从上往下反复揉搓,直到局部发热。最后是用食指打横,先紧挨着鼻孔,然后再从左到右或从右到左反复揉搓,直到局部发热。

增强鼻子的血液循环,让气血运行通畅是按摩鼻子的主要目的,鼻腔腺体分泌液体增加了,鼻腔黏膜滋润充分了,效果就更能得到保证了。

## 糖尿病胃轻瘫,这里有良方

老偏方:10克乌药,10克槟榔,5克沉香和10克党参。每天一服一剂,水煎开,分成两份,早晚两次服用。一个疗程的时间是两周。或者是购买四磨汤口服液,服用的方法按照说明书进行。

张大爷是我们小区业主委员会的一名成员,因为这一次新的委员会选举的问题,他来到我家家访,顺便让我帮他看看病。原来,他已经患了很多年的糖尿病,一直是降糖药不离口。几个月前,他吃完饭以后,肚子就开始难受,觉得自己的胃很不舒服,好像是有一团气在里面,直到两个小时以后才会消失。他去医院,医生给他做了很多的检查,到最后跟他说,他之前服用血糖的药物的量控制的不理想,血糖偏高,结果造成了"糖尿病胃轻瘫"的病症,医生就给她调整了降血糖的药物,并开了些多潘立酮治他的胃胀。张大爷用了两个星期的这种药物,再去检查发现自己的血糖变得正常的,胃胀的症状也消失了,他以为自己已经好了,就停止服用多潘立酮,但是还没到一周,这个毛病就又犯了。于是他今天想请我开一个中药的方子调理一下，另外也想请教一下，糖尿病怎么就会引起胃病呢？以后还会有什么样的影响？

我对他说，糖尿病胃轻瘫这个病症听起来是有点吓人，但是它还有另外的一个名字——糖尿病胃麻痹，这是因为糖尿病引起的消化道的慢性疾病，于是引起了胃部功能紊乱，胃动力降低的症状，临床的表现为腹胀，饭后上腹饱胀，恶心反胃等。这一现象就是因为糖尿病引起了胃部活动减弱，或者是自主神经开始紊乱，胃部分泌一些异常的物质，但是具体的机制还是不太明确的。西医一般都会食用多潘立酮，因为这种药物能够增强胃部活动。但是这种病症的病原在于胃部功能的紊乱，因此单单只是增强胃部功能是不能够达到治疗的理想效果，中药则是从根本治起，会从很多的方面进行调和，效果也就更加的理想。

比如有个古方叫"四磨汤"就经常在临床上应用。这个方子非常的简单，只有四味药：10克乌药，10克槟榔，5克沉香和10克党参。每天一服一剂，水煎开，分成两份，早晚两次服用。一个疗程的时间是两周。糖尿病胃轻瘫属中医"胃缓"范畴，这种病发的原因是糖尿病症状太久了，三焦受损，气机失调，脾胃气滞，失去了正常的畅通状态。四磨汤出自《济生方》，正是一个顺气理气的方子。方子中的木香有止痛顺气的作用，健胃消食；枳壳能够理气宽中，行滞消胀；乌药能够顺气畅中，散寒止痛；槟榔能导滞利水。这四种药物的结合，就可以理气顺气，防治胃中气滞。现在的药理研究中有这样的一个发现：木香等理气药能够明显的促进胃部的活动，平滑胃壁，增加胃部的动力。枳壳可增强小肠的收缩功能，可以抑制肠道非生理现象的收缩。乌药对胃肠平滑肌起到了双重的作用，分别是兴奋与抑制，还可以增强消化腺的分泌。槟榔亦可升高胃肠平滑肌的张力，使胃部的蠕动能力增强，因此可以促进消化道的消化功能，增强食欲。

张大爷听我说完了这个偏方，非常的高兴，第二天就去药店买了这些药材回来。一个月后业委会选举，我又见到了他，他跟我说按照我的方子服用两个星期，现在胃胀、嗳气的情况已经消失了。

## 云南白药配蜂蜜，缓解卧床不起老人的褥疮

在不久之前，我遇到了一位患有褥疮的冯大爷。冯大爷因为患有患类风湿关节病，四肢的关节已经出现了变形，完全没有的活动能力，瘫痪卧床三年，家属很忙，所以请了一名护工进行照顾，可是护工对于业务流程不熟悉，并没有经常给冯大爷按摩、擦洗身子，结果冯大爷的屁股上长了个褥疮，一翻身的时候就喊疼，试了很多药，但是褥疮始终不见好，总是流水流脓的，家属们也很担忧。

冯大爷的儿子因为没有照顾好自己的父亲而愧疚，他以前曾经在我那里诊过病，于是向我咨询方法。我推荐了一个偏方，但是叮嘱冯大爷的儿子，这个方子需要人的精心照顾，每天都必须使用才可以。具体方法：先用碘酒对疮疖面进行清洗，再用无菌棉签蘸酒精对皮肤周围进行消毒。然后用少许的云南白药加入三倍多的蜂蜜，调成糊状，用棉签蘸上，涂在患处，外面包裹住一层纱布，最后用胶布固定。每天更换一次药。

云南白药为黄色或浅棕黄色粉末，其主要成分为冰片、三七、麝香等。冰片清热止痛，也能生肌；三七可以通经络，和营止血，行瘀血而聚敛新血；麝香可活血通经、止痛。

现代医学研究证明，冰片具有一定的止痛以及防腐作用；三七抗炎、耐缺氧；麝香有抗炎、抗菌的作用。根据临床试验表明，云南白药对绿脓杆菌、金黄色葡萄球菌及白色念珠菌等细菌引起的炎症有治疗作用，而且还可以明显促成纤维成长细胞和血管内皮细胞的生成，加速血管的生长及结缔组织的增生，从而有效促进伤口的愈合及生长。

蜂蜜在这个方子中的作用甚至超过白药。临床实验证明，蜂蜜对葡萄球菌、链球菌、白喉等革兰阳性菌具有极强的抑制作用，可减轻疼痛，减轻渗出、防止感染，帮助伤口愈合以及组织再生。

用蜂蜜还有一个优点。根据现在比较流行的"湿性环境"理论角度看，应该为缺血的溃疡面创造出一个湿性的环境，而且要求有良好的透气性，同时还能够防止渗出、防止创面组织浸泡及杀菌等作用，而蜂蜜湿敷与"创面湿性愈合"极为吻合。

冯大爷的女儿听完，抱着试一试的态度为大爷养伤。一周后，他打电话给我，说方子还是非常好，如今褥疮开始好转了，有新鲜的肉芽长出。我鼓励他继续给老人上药，他给父亲敷药一个月以后，褥疮完全长好了。看着父亲的病痛减轻了，冯大爷的儿子心情也安定了。

## 热毛巾法助您改善老花眼

邻居王奶奶，她有老花眼，一直戴着一副200度的眼镜，最近感觉自己的眼睛越来越花，问我有什么好方法处理。我告诉她可以用热毛巾敷一下，就是早晨洗漱的时候，把毛巾浸入热水后，千万不要将毛巾拧得过干，折起来盖在额头和双眼部。眼镜微微闭上，直至毛巾的温度降低之后拿开。每天热敷3次，一个月为一个疗程。

热毛巾法后，还可以进行按摩。用双手食指对两边的太阳穴进行按摩，中指对准瞳孔直上、眉毛中部的鱼腰穴，两根无名指对准眉毛内侧的攒竹穴，轻轻地闭上眼睛，按摩时最好有一定的节奏，按压的时候略带旋转按压的动作，每次按揉30分钟。此外，还可以对光明穴进行按摩。光明穴位于小腿外侧，外踝尖上5寸（除大拇指以外的四指并拢，在四指的中指关节上度量的长度为3寸），每次可以按摩10分钟。

大约半个月以后，我在商场买东西，碰见王奶奶，她告诉我现在的眼神好多了，现在再戴以前的老花镜，看东西非常清楚。

热毛巾法和按摩这两个方法是我母亲教给我的，她在十年前就已经出现了老花眼，买了副100度的老花镜，但开始的时候对这副老花镜很不适应，她问我该怎么办，我告诉她，根据我掌握的知识来看，老花眼除了进行手术治疗，并没有别的治疗方法。老太太不甘心，自己找书看，结果还真发现两个方子治疗老花眼，老太太每天不间断，不到一个月，眼镜度数并未加深，竟然还减少了。后来他一直在坚持，但一周最少做两次，眼睛的度数一直也没有增加，到现在，老人家戴的还是50度的眼镜，非常稳定。这件事给我很大的启发，也让我对民间方剂有了更多的体会。

最后值得一提的是，治疗老花眼大家可以试一试枸杞菊花茶。清代的陆定圃在其所著的《冷庐医话》一书中，极为推崇用枸杞、菊花最为护眼的良药。当时还流行一种枸菊丸，吃之前先用水融化。如果您眼睛的度数很深，不妨用上面说的方法试一试，对老花眼有缓解作用。

## 自制固齿神方，让您牙口更棒

王师傅是我的老患者了，一天我快要下班了他才来，我问他怎么这么晚，他告诉我到牙科看牙了，看完之后才赶过来。原来王师傅的牙齿一直都不好，以前就被诊断为慢性牙周炎，现在大半的牙齿都摇摇晃晃，好像随时都可能"倒下"，牙科医生告诉他需要拔牙装假牙，王师傅不舍得，婉拒了医生的建议。

中老年人的牙齿松动，根据研究表明，与慢性牙周炎的关系很密切。慢性牙周炎是一种慢性感染性疾病，患病率非常高而且危害性大。由于牙周支持组织尤其是牙槽骨吸收后再生能力弱，一旦发生病变，就难以让其再生，最终出现牙齿松软以至于脱落。

中医将慢性牙周炎称之为牙宣，对其有很多的论述。在隋代巢元方《诸病源候论》对牙宣中的论述非常详细，并专列"齿动摇候"，明确记载："手阳明之支脉入于齿，足阳明之脉又遍于齿，齿为骨之所终，髓之所养……故令摇动。"论述了牙宣的病机基础。明代《医方考》强调牙宣与肾脏的关系，指出"肾主骨，骨虚则髓弱，髓弱则骨枯，骨枯则不能固齿故令齿长而动。"清代《血症论》也说："齿虽属肾，而满口之中皆属于胃……牙床尤为胃经脉所绕，故凡衄血（牙龈出血），皆是胃火上炎"，认为胃火上炎是牙宣的主要原因。总之，古代医家都认为胃火及肾虚是牙齿松动、牙周炎的重要原因。

了解了王师傅的情况，我告诉他，从现代医学的角度看，牙周炎最传统的治疗方法是口服抗生素，但是具有很大的副作用，之后便利用了局部的缓释剂，但这种剂型需要有医生的帮助，需要患者反复入院治疗。

王师傅听完以后很不高兴，问我是否有什么偏方能够治疗。于是我告诉了他一个方子，每天使用一次，坚持3个月，可能会让牙齿变得牢固起来：石膏5份、食盐5份、补骨脂4份、旱莲草2.5份、去籽花椒1.5份、薄荷1.5份、白芷1.5份、防风2.5份、细辛1.5份。将以上药物研成粉末，用密封瓶子装好，早晨刷牙的时候蘸一些，用来擦牙，擦洗三四次，仔细漱口，1个月为一疗程，坚持三个疗程。

本方来源是清代名医陈修园所著《陈修园医书》中，名为"固齿神方"。方中的盐记载是青盐，但是现代很难找到青盐，可用食盐来替代。盐味咸，属肾，可以滋补肾脏。补骨脂、旱莲草也是补肾佳品。而薄荷、花椒、防风、白芷、石膏、细辛都能起到清胃热、除胃火的作用。

从药理上来看，此方中的花椒、盐、细辛、白芷、薄荷、补骨脂都有益于细胞生长，防风、旱莲草能够起到止痛、消炎之效。总之，这个方子采用多种植物配伍，能够起到消炎、抗菌、促进细胞组织再生，而且这个固齿方法有利于患者长期使用。患者不仅能很好地实施，而且减少了很多用药的不便。

王师傅用了三个月，牙齿要比以前坚固了，不再松动了，后来他坚持每周刷一次，吃饭非常香甜。

第十一章

简单材料,让你轻松无比

## 热毛巾擦背，帮你治疗失眠症

最近三个月，陈大妈患上了失眠症，每天入睡都非常的困难，总是早醒、多梦，第二天全身疲惫、头晕、精神萎靡，记性也越来越差。这让她非常苦恼，自己做饭的时候总是健忘，往往放过盐以后又重新放一次。为了改善睡眠，她经常吃安定片。她也知道总吃药不好，为了找回自己的睡眠，她专门向我咨询入睡的方子。

第一次见到陈大妈的时候，她脸色蜡黄，精神萎靡，脸上写满了"疲惫"。我了解到她以前开了一个小超市，后来年纪大了，就不在经营了。她说，那时候天天干活，也没有觉得累。但是现在闲了下来，只能找老姐妹们打麻将，一坐就是一上午，脖子酸疼。听到这里，我基本找到原因了，叫她不必担心，失眠虽然不好治疗，但是也是有办法的。针对陈大妈的身体状况，我给她开了一个方子。这个偏方已经治好了很多失眠患者，希望可以帮助她。

具体做法：先将毛巾浸入温水中，稍微拧干，就在背部的中直线（即脊柱及脊柱两旁）擦拭，主要擦拭部位为颈椎、胸椎部分，先是自上而下反复按摩五分钟，以感觉舒适为主，最好是感觉到局部皮肤发红为好。

我们生活中不少的失眠，很多都是因为颈椎病、胸椎病所导致的，其中因为颈椎病导致失眠的最多，所以医学中有一个名词为"颈性失眠"。

这种失眠患者的主要情况为，经常感觉到颈部或胸椎部的疼痛、紧张等不舒适感；也有一些失眠患者没有疼痛感。但如果对颈椎、腰椎进行按摩，可以找到明显的压痛点。或者是在颈椎、胸椎的脊柱两旁的肌肉部位找到一些硬结。陈大妈描述的症状，所以我断定她的失眠是由颈椎病、胸椎病导致的。

可能大家会纳闷，颈椎、胸椎怎么会引起失眠呢？我们先讲一些常识：我们在睡觉的时候，必然会找一个舒适、安静的环境，能有任何的噪音，这样才能让我们的大脑完全平静下来，容易睡得着。倘若睡觉的地方紧挨着大马路，汽车鸣笛、人声嘈杂，这样我们的耳部感受器不断地接收声音，并转化成神经信号传输到大脑之中，致使大脑无法平静，自然无法入睡。即便是进入睡眠状态，耳朵当中不断接收着噪音，干扰着大脑，所以容易出现多梦、早醒的症状。

同样，我们的肌肉和软组织中也分布着很多的敏感神经，而颈椎、胸椎旁密布着大量神经纤维。当患者的颈椎病、胸椎病发作的时候，这两个部位的肌肉、软组织往往会出现痉挛的症状，变得紧张，并不断刺激、压迫神经感受器。神经会不断传输神经敏感信号，上传到大脑中枢神经处，从而引起了失眠。

对于这种情况的失眠，在治疗上往往以颈部、胸椎部针对性的针灸、推拿、热疗等方法治疗。而我告诉陈大妈利用热毛巾对颈部、胸椎部进行擦拭热敷，主要的原理就是对颈肩部进行推拿针灸。通过这样的治疗方案，能够舒缓局部的紧张状态，调节原本痉挛的肌肉和软组织，有效减轻神经感应器的压迫刺激，使之减少向大脑发布信号，这样就能改变失眠症状。陈大妈听得有些糊涂，但是记住了方法，回去以后每天晚上用热毛巾擦拭脖子和背部。擦拭了一周的时间，颈椎疼痛的状况减少了很多，而且再也没有出现失眠的情况了。我告诉她必须坚持，巩固疗效。她怕复发，所以一直坚持使用这个方法，现在她的睡眠质量非常好，第二天人也非常精神。

另外，如果用热毛巾热敷不能取得预期效果，还能选择其他办法：用两手的大拇指伸至双耳垂后枕骨下缘，用力按揉，左右上下按揉数次，然后向左右各移动位置，重复深按、揉搓的动作，将左右枕骨位置全部按摩一遍。使用这个办法的原因是，枕骨下缘软组织深处的神经纤维也时常受到刺激压迫，并且不断向大脑发送失眠信号，而采用热毛巾热敷这个区域，所以然后配合枕骨按摩，才能将效果控制到最好。

## 腋窝胸大肌是个很开心的地方

白小姐是一家公司的白领，因为身体不舒服，到我这里就诊。我见到她的时候，见她满脸抑郁，一眼就能看出她有心事。白小姐参加工作的时间并不长，年轻人有一股倔劲，遇到事情有自己的观点，而且非常的执拗。偏偏她的上司也是一个爱较真的人，于是就经常发生冲突。结果，白小姐在单位总是受到批评，搞得她一肚子气。前几天又被狠批了一顿，当时她就感觉胸口烦闷，心中有气出不来，到现在还感觉非常难受。这几天非常难受，于是便请假看病，也是为了"清净"。

白小姐这种情况，在中医当中被称之为"郁病"，治疗的方法倒不少。但是白小姐的性格原因，这郁病可能以后会经常发作。她在工作初期，并为积累多少为人处世的经验，单位的环境也令她不满意，可能真的会因为心情抑郁三天两头去医院。耽误了工作，对她造成的影响更不好，需要教她一个解郁的方法才好。

我让白小姐将眼睛闭上，然后让她将右手伸出，五指平展，食指到小拇指并拢，然后放入左腋下，这样她的手指会非常自然地落在胸大肌处了。然后让她用拇指及四指对腋窝、胸大肌进行按摩，每次只需要按揉3秒钟，然后自然松开，再掐第二下，同时应该呼吸轻缓，持续一分钟。过完一分钟，我让白小姐将眼睛睁开，问她感觉如何？她说，真不错，刚才胸口还憋着一口气，现在却不知道那口气怎么不见了，胸口闷的感觉完全不见了。

我对她说，掐腋窝和胸大肌解除胸中郁闷是有一定科学依据的。腋窝和胸大肌部位有心境、心包经两条经络通过。刺激胸大肌、腋下就等于刺激心经、心包经，这样可以解除心郁、宁心安神、疏理气机。对于心情低落、郁闷无处发泄特别适用。从现代医学的角度解释，腋窝深处有支配两臂粗壮的神经经过。在此按摩，对于神经感受器起到强烈的刺激作用，产生的神经信号进入到大脑当中，可以诱导大脑之中产生"内啡肽"之类的物质。而这样的物质所起到的作用就是让人变得安静、平和。因此，病人一旦出现抑郁、焦虑的情况，就可以采用掐腋窝和胸大肌进行"解压"。注意，在进行以上动作的时候应该配合着闭目养神以及轻缓地呼吸，效果会更好。

尽管采用这个办法非常有效，但是我向白小姐建议，心病还是依靠心药医治。对于她现在的情况，出现问题的主要原因就是在单位上不顺心，如果这个问题得不到解决，郁病就不能根除。白小姐也明白这一点，但每次自己的意见与领导的相悖时，她总是听不了几句批评，就想领导进行争论。我说还有一个小办法可以解决这些问题。下次再和领导发生冲突时，白小姐可以将手背过去，用其中一只手去掐另外一只手的内关穴，心情就会得到恢复，也就没有那么大的怒气，完全没有必要与领导进行争论。

白小姐便问我内关穴在哪，我手指指示给她，就在手腕处的手臂正中央，用中指宽度作为度量单位，从腕横纹起向上量两个单位地方就是内关穴了。需要告诉大家，内关穴是心经上非常重要的一个穴位，而且内关穴的深处位置有一条叫作"正中神经"的粗大神经通过，用力按揉这里能够起到与掐腋下、胸大肌相同的作用，但是这样做有一个好处，偷偷地按摩，谁也不会发现。白小姐听完以后，会心的一笑。

几个月后，白小姐又到门诊找我，这次就是专门来感谢我的。白小姐的气色好了很多，她告诉我说，按揉内关穴这个办法的确有效，她用了这个方法，自己的心情改变了不少，无论领导多么严厉的批评，她都保持一个平和的心情。如此一来，领导感觉她逐渐虚心听取长辈的意见，也改变了对她的看法，再加上她的工作能力很强，很快就在单位得到重要，最近还被升职了。

## 止咳良药，甜美的治疗法

一说到咳嗽，我相信除了感冒以外，它是一种最为普遍的疾病。它的病因和病症也是非常的复杂，有的是伴随着感冒风寒，有的是因为过敏，有的是受凉，有的人的咳嗽只是偶尔的，有的人却是咳嗽不断。

每到天气异常、换季的时候，就会有朋友亲戚打电话，向我打听怎样治疗咳嗽。他们中的人总是被咳嗽困扰不断，说几句话就开始咳嗽，有的是咳嗽不停。每个人都希望用最短的时间治好咳嗽。

其实，对于年轻人来讲，咳嗽根本不叫病，多喝点水或是喝一点止咳糖浆，时间不长，咳嗽就会痊愈，而老人和小孩的并不是很容易痊愈。不少老人因为体质过于虚弱，不能随便用药，而小孩子怕苦，不想吃药。

作为一名医生，我总是在探索用最简单的方法治疗最痛苦的疾病，尽量有甘甜美味的食物代替苦涩的中药，将痛苦在不经意中解决掉。既然咳嗽是一种非常普通的病症，我自然希望用最好的方法治疗。我的治疗方法非常简单：用川贝雪梨或用白萝卜，或用金橘。其中的任何一种，都是在生活中非常常见的食材，而且无论是孩子还是老人，都会乐意治疗。

### 第一种：川贝雪梨盅

用新鲜雪梨去皮去壳，再加入川贝粉少许，用瓷碗盖好，放入锅中用水蒸煮，蒸软后，放凉以后即可食用。也可以将新鲜的雪莉去皮去核，再放入适量的冰糖，放入锅蒸。川贝属性甘凉、可入肺经，可以有效地化痰清热、止咳平喘、润肺散结。雪梨属性寒凉，在《本草通玄》中讲它"生者清六腑之热，熟者滋五脏之阴"，生食可以去实火，而熟食则可去虚火。

### 第二味：白萝卜饴

将白萝卜切丁，放入干燥、干净的容器里面，放入蜂蜜，放入瓷碗盖紧；浸渍三天，白萝卜被蜂蜜浸泡以后，放入冰箱保存；每次咳嗽以后可以舀一些放入温水饮用，有非常好的止咳效果。如果没有经过浸泡，可将白萝卜磨碎，放入适当的蜂蜜搅匀，再放入温水。俗话说："冬吃萝卜夏吃姜，不用医生开药方。"如果家里经常有人咳嗽，可以备一些白萝卜饴。

### 第三味：烘烤金橘

把金橘放入火上烤，烤到橘皮变黑，即可放凉一些，将皮剥干净，把烤好的橘子瓣搅成汁。或者家里有电烤箱，可以将金橘放入烤箱15～20分钟，取出后，剥皮取汁。

一般年龄很小的孩子，一次最好不要超过一个，一天吃两次，两三天即可痊愈。年龄稍大一些，一次可多吃一些，吃两三个都可以。我有一个朋友的孩子在幼儿园得了重感冒，用这个办法，两天就活蹦乱跳了。

如果觉得烤金橘太麻烦，就将金橘洗净，用牙签类的东西将金橘插三个洞，加水以后煮沸，再放入冰糖，用小火煎烂，晾凉后给孩子吃，也会取得非常好的效果。

这时，有的人就会有疑问了：你这三种方法都是不错的，但是不知道如何进行选择？

我觉得，这三个方法都可以，都可以依据自己偏好来选择。

诚然，这些食材都非常的普通，但经过历代医家的提炼，这些食材已经变成非常有效的药材。何必舍近求远，吃一些非常苦的药物呢？好吃、易学，让你告别咳嗽的烦恼。

# 有了牛奶、紫菜与大蒜，经前不烦不郁闷

以前接诊过一位李姓女士。她在月事来临前都会感觉到郁闷、烦躁、

心情紧张，每次月经来临前的前一周里，情绪非常不好，时常发脾气，或者莫名其妙地感到心烦、不安、紧张、忧虑，情绪波动较大，搞得夫妻间的关系非常紧张。有趣的是，这些症状会随着月事的来临而结束，但下个月又重新出现这样的症状。于是她找到了我，想看看是否有什么好的方法可以调理一下。

李女士这样的症状并非个例，有很多女性在经期前都会心情烦躁，做什么事情都极为郁闷，甚至会放声大哭、忧心忡忡，甚至会感觉到生活没有希望。有的人会猜测这是不是更年期提前的状况，其实不是，这种症状被称之为"经前期综合征"或者"经前期紧张综合征"。

在目前情况下，"经前期综合征"这个疾病的发病原理还不是非常清楚，但普遍认为是因为体内激素水平波动导致，造成人体多种不适的症状。那么，如何预防经前期紧张的出现呢？方法非常简单，只要每天喝上一大杯牛奶，再常吃紫菜、大蒜，一般情况下，各种烦躁的心情都会消失。

研究发现，在经期前加强钙、镁以及维生素 B6 的补充，能够很好地预防经期综合征。在一项实验中表明，每天只需要补充一克的钙元素，经前期综合征患者的烦躁、抑郁等情绪症状就能得到有效降低。另一研究在经前服用 360 毫克的镁元素后，也能显著的减少经前综合征的不适症状。

还有一项研究表明，经前期紧张极有可能是因为维生素 B6 不足造成的，通过补充维生素 B6，也能缓解经期前的多种不适症状。

牛奶当中含有丰富的钙元素，每 100 毫升牛奶中大约就有钙元素 120 毫克，如果你每天喝下 500 毫升的牛奶，也就意味已经补充了 600 毫克的钙，这样绝对算是"强化补钙"的了。当然，如果你能喝下 1000 毫升的牛奶，自然就达到了每天补充 1 克钙的需求，效果更好。但是不会有人在一天之内饮用如此多量的牛奶，没事，再配合食用紫菜就可以了。

紫菜，很多人都非常喜欢食用，但紫菜并非只有味道好这一优点，还是营养滋补佳品，含有膳食纤维、蛋白质、多种维生素和丰富的钙、镁、铁、钾、锌、碘等矿物质和人体所需的微量元素。不过它最大的优点就是富含丰富的镁元素，每 100 克紫菜之中就含有 460 毫克之多，因而有人将紫菜命名为"镁元素的宝库"之称。日常生活中多饮用一些紫菜汤，跟虾皮搭配煮食。因为虾皮当中就有丰富的镁元素，配上紫菜就能够更加顺畅的发挥镁元素的作用。

此外，经常吃大蒜也是一个不错的办法。在各种食物中，大蒜也含有非常丰富的维生素 B6，是我们日常生活中经常吃的猪肉、牛肉、苹果、鱼、面粉、奶粉等食物的数倍。因此，平时饭前可以服用两瓣蒜，也能够补充维生素 B6。

总之，方子中建议服用牛奶、大蒜或是紫菜，其实就是注意补充钙、镁以及维生素 B6，以帮助女性朋友从经期综合征中解脱出来。李女士听完我的解释非常满意。后来她按我的方法，有意识地在生活中食用这些食材。服用的当月，她经前紧张不安的情绪得到了缓解。其实李女士并非个案，很多女性也是采用这些办法将经前综合征治好了，若是有相同的症状，不妨体验一下。

## 敲击胸骨，提高自身的免疫力

敲击胸口是一个较为常见的动作，人们往往用这个动作表达自己的某种情绪。印第安人打仗时都会对胸口进行拍打,然后陷阵杀敌;在动物中,这个动作也很普遍,比如好莱坞大片《金刚》中那只巨大无比的猩猩,在搏斗之前都会对胸口进行猛烈的敲击,在声势上先把对方吓倒。但是,敲击胸口的作用不仅仅是表达情绪的方式,它还是一种非常缓解情绪的好方法。

六十几岁的姜太太,是我这里的"常客"。她本身的体质就很差,天气只要稍微有变动就会感冒、咳嗽。她还患有冠心病,虽然长期服用药物,但是心绞痛总发作。于是我就将敲击胸口的办法告诉了她。她按照我说的方法坚持了 5 个月,效果十分明显,居然很少感冒了,心绞痛发作的次数也越来越少。

敲击胸口的方法非常简单,就是用手掌对肋骨上膻中穴进行敲击。膻中穴位于两乳头连线与胸骨的交点处。对于女性朋友而言,膻中穴非常容易找到。而女性,尤其老年女性,由于乳房下垂的原因,寻找穴位非常困难,但是在敲击时可以将胸骨的中点作为"靶心"。注意敲击时力度不要太大,最好是感觉舒适为宜,每次敲击 100 下以上,每天 1 次,窍门就是坚持。从中医学来说,膻中穴是人体的"八会穴"之一,是宗气聚会之处。敲击和刺激膻中穴可以调理全身气机、补益宗气的作用。从现代医学来说,这个敲击方法也是有一定科学依据的。胸骨后有胸腺组织,是人体中非常重要的免疫器官。人体重要的免疫细胞 T 淋巴细胞、B 淋巴细胞都是从胸腺之中发育成熟的。胸腺分泌的"胸腺素"近年来已经被证明为极为重要的免疫调节因子。胸腺会随着年龄的增长而逐渐萎缩,胸腺一萎缩,人体的免疫力就会下降。敲击胸骨,也是对胸部相关穴位的刺激,延缓胸腺的萎缩退化,同时有助于胸腺素的分泌,提高免疫力。这已经经过了科学论证。

既然敲击胸骨可以提高人体的免疫能力，自然能够对感冒、气喘等病症起到预防作用。此外，敲击胸骨还能有一定缓解心脏病发作的作用。古医书《圣惠方》中就提出，胸骨上的膻中穴主治"胸膈满闷"。现代医学表明，心绞痛病人的心电图中有非常明显的心肌缺血症状，但按摩胸骨膻中穴以后再进行心电图测验，就能看到心肌缺血症状已经得到减轻。这是因为膻中穴与心脏属于同一神经节段支配，两者再通过神经联系非常密切，刺激膻中穴或者胸骨处的神经感受器，能够通过神经反射促使心脏冠状动脉变大，改善心脏供血。

另外，相信大家在电视上看到这样的镜头非常多：病人心脏骤停，医生就会用非常强大的力量按压病人的胸口。这时，医生的按压位置就会选择膻中穴附近。当然，急救时做胸外按压，就是利用非常强大的力量促使心脏的血液流出来。作为日常保健，我们没有必要使用过大的力量，适度按压，能够促进血液循环，日积月累，会对身体起到很好的帮助。

其实，敲胸口所感觉到的"舒心"不光是指心脏血管的"心"，也是心情的一种代表。平常我们生闷气、郁闷都会感觉到胸闷不适，对胸口进行拍打就能得到缓解，改善情绪。这也是我们应该具备的常识，只是我们并没有在意而已。

## 有了甘麦大枣汤，你就少了很多烦恼

张大妈今年快 60 岁了，她有个孙子，出生的时候就被诊断出先天性心脏病，虽然去了很多的医院，但是还是药石无灵，半年之前去世了。虽然她已经有了心理准备，但当它变为现实后，张大妈还是有些精神恍惚，坐卧不宁，持续失眠，全身酸痛。白天经常痛苦，惊恐不安，非常讨厌听到噪音，要是有家人安慰心情还好一些，严重的时候言语不清、神志模糊、小便失禁。她老伴一开始认为只是不能接受现实，过一段时间就会好，于是专门请假照看老伴，还决定带她出去放松心情，希望用旅途的愉快消除她的心病。但是已经陪护了很长时间，张大妈的状态并没有什么改变，于是经熟人介绍，老伴带她到我这里就诊。

我一边为张大妈做身体检查，一边听她老伴做陈述，很快，我就能够确诊她得的是什么疾病了。我告诉她的老伴，从心理上来说，孙子离开人世是一个强大的刺激。张大妈将近60岁，处于过度年龄，体内雌激素逐渐减少，内分泌出现紊乱的症状。这一时期的女性，很难适应外界的强烈刺激，容易滋生悲伤等情绪，难过的事情在此时发生，结果心中的悲伤过于强烈，一发不可收拾，由此患上了抑郁症。

她老伴感觉很有道理，问我是不是应该给她开一些缓解抑郁病症的药物。还没等我回答，张大妈又开始失声痛哭起来，一边哭一边说她自己没问题，没有精神病，不想吃病人吃的药。老伴马上上前安慰她，把妻子扶出诊室，并且回过来向我致歉，让我真不是滋味。

我完全理解当时她的心情，有很多的抑郁症患者，很忌讳别人说自己得了病。因为在他们眼里，抑郁症如同是精神病一样，得了抑郁症是一件非常让人堪忧的事情。她老伴一听，觉得有些不知所措。妻子的情绪还是有些激动，还要告诉她得了抑郁症，到时候真的会难以承受呢？我告诉她爱人，如果张大妈比较厌烦这个词汇，我们选择说另外一个名称，跟她说得了"脏躁病"，这样可能不至于导致她出现过于激动的心情。至于治疗上，也并非选择抗抑郁的药物，可以选择有些非常简单的中医方剂进行治疗。

"脏躁病"这个名称，可以直译为"脏腑躁动不安"。它最早记载在汉代医家张仲景的《金匮要略》。历代多位著名的医学家认为，"脏躁"是一种以易哭泣、悲伤、烦躁、失眠、精神恍惚、心慌、胸闷等为主要行为的精神类疾病。而从现代医学的观点看，脏躁而并非是单一的一种病症，而是包括了抑郁症、更年期综合征、经前期紧张症、癔症等多种疾病。因此张大妈的情况也是"脏躁"病症的范畴。

脏躁病在治疗上，中医有什么良方呢？在《金匮要略》当中记载："妇人脏躁，喜悲伤，欲哭……甘麦大枣汤主之。"后代医学专著当中也有相似的记载，证明这个方子疗效确切，因此传承至今。这个方子操作起来极为简便：取甘草15克、小麦40克、红枣15克，两碗水煎至一碗水，每天一碗，一个星期为一个疗程。在《灵枢》云："心病者，宜食麦"。在这个方子中，小麦能够和肝气、养心气，特别是调节心脏。小麦再配合着甘草，有补养心脾之效，加配合具有性味甘温的大枣，全方有调和心、肝、脾三脏之效。根据现代医学证明，甘麦大枣汤能够对大脑中枢的兴奋性产生抑制作用，可以帮助睡眠，改善心烦气躁等镇静安神的效果。换句话说，甘麦大枣汤是一种效果明显的镇静剂，对于心烦、失眠这些症状效果非常显著。

她老伴听了我的解释，悬着的一颗心放下来了，回家之后按照我说的方子为张大妈服药。张大妈本人认为是简单的中药调理，也欣然接受，并没有拒绝使用这个方子。一周以后张大妈的老伴前来"汇报"情况，说张大妈吃了药，心情状态好多了，晚上睡得香，白天的状态也越来越正常了。我让她老伴继续给她煮药，在坚持三个星期就能取得非常不错的效果。因为张大妈距离我这里很远，临走之前我还要了电话进行联系。三周后他打电话过来，说张大妈服用两星期的药以后，她完全恢复了正常。她老伴不放心，于是又让张大妈继续服用一周，果然没有再复发了。

除了甘麦大枣汤，大家还可以选择一种名为百合莲枣甘草粥的药食良方，具体做法是：取干莲子30克、大枣10枚、甘草5克、干百合20克、米50克，先将莲子、大枣用温水浸泡半小时，甘草包裹在纱布之中，将浸泡好的莲子与甘草纱布一同放入锅中，加水煮至莲子半烂，取出甘草纱包，另加大米、大枣，以武火煮沸，加入百合之后改成文火煮烂即可，如果想要增加口感，可放入少量冰糖调味。百合莲枣甘草粥煮好后，一天早晚各服用一次，两周为一个疗程。这个方子其实是从甘麦大枣汤中演化出来的，加用了百合，可以润肺清心、安神益气。另外莲子养心安神的效果也不错。根据临床经验，"脏躁症"治愈率也是非常高的。

## 更年期综合征，吃点豆腐

尹女士年近五十岁了，身体状况越来越差，得了很多令人烦恼的小毛病。她经常发热、时常出现出汗、心慌，偶尔还会感觉到眩晕、头痛的症状，不时还很会感觉到浑身麻木、身体烦躁。在被人的介绍下，尹女士找了我。我对其诊断完以后，开了个方子，让她多食用一些豆制品，如豆芽、豆腐、豆浆等，每天坚持食用，坚持三个月就能取得明显效果。尹女士按照我的方法开始服药，每天早晨都会坚持喝一杯豆浆，中午或者晚餐时的时候会吃一些黄豆、豆浆、豆豉等。第一个月的效果并不明显，但从第二个月开始，就尹女士感觉身体有了明显的改善，过去的症状有不少都不见了。于是她现在一直喜欢吃豆制品，四个月以后，那些让人厌烦的小毛病都消失了。

那尹女士的症状是什么呢？实际上说就是"更年期综合征"。更年期综合征，就是女性到50岁左右的时候，因为生理规律，致使卵巢生理功能减退，卵巢分泌的性激素不断减少，尤其是雌性激素减少尤为明显。这个减少的过程非常的缓慢，大约有约合三分之一的女性能够适应，可以有效应对减少后的各种不适，但大部分女性在这一时期身体都会出现一些不适的症状。更年期综合征的源头就是卵巢老化，雌激素减少。在治疗的过程中，主要的办法就是补充雌激素，即"雌激素替代疗法"。雌激素替代疗法能够非常有效的治疗更年期综合征，不过这种办法会带有一定的风险，极有可能造成心脏病、乳腺癌的发病率。但总体来说，采用补充雌激素的做法还是比较有利的。

至于吃豆制品治疗更年期综合征，其中的道理非常简单，因为豆制品当中有一种叫作"大豆异黄酮"的成分。大豆异黄酮也属于雌激素的一种，但是它取材于天然大豆，没有任何的合成成分。大豆异黄酮对于更年期的治疗非常有帮助，不过与真正的雌激素相比，它的疗效是非常缓慢的，一般女性需要服用三个月之后才会见到疗效。

虽然豆制品对于病症具有治疗作用，但一般时候都是出现症状以前采用，要在未发病之前及时食用豆制品。研究显示，我们的身体提前食用豆制品，可以大大降低女性更年期综合征的发病率。

可能有人会问，既然豆制品当中都具有大豆异黄酮，为什么女性的首选是豆腐呢？这是有科学依据的，有专门从事研究豆制品大豆异黄酮的含量，检测结果是：豆水 > 豆腐 > 豆粕 > 豆芽 > 大豆 > 豆豉 > 豆浆 > 豆渣。没有人会将豆水当作是一种食物，所以最值得推荐的，自然而然我们会选择豆腐。

## 心慌胸闷不再愁，鸡蛋黄烤油

心悸一般是指患者自觉的心中悸动，有时候可能是一种不由自主的症状。症状一般表现为不由自主的心跳、心慌，伴有胸口闷胀。心悸症状与患者自身精神状态有很大的关系，身心健康的人在正常情况下是不会感觉到心脏跳动了，情绪非常激动的时候会感觉到非常短暂的心悸，通常恢复起来是非常快速的。而心悸患者会在夜间入睡之前或在非常恐怖的环境中会感觉到心悸，有的慢性心律失常者会逐渐忽视自身的心悸症状，这是隐藏体内的危机。

小雨是一个活泼善良的女孩，外表看上去很健康，可是她却非常苦闷地告诉我，每天晚上睡觉起来都会感觉到心怦怦地往外跳，往往睡着的时候已经到了后半夜，但是早晨起床之后症状都消失了，照常出门上班。

据小雨自己介绍，她现在在北京一家动漫公司从事动画设计工作。小雨自幼喜爱绘画，希望用手中的画笔描绘出一个个动人的故事，因此她在工作上非常敬业，全心全意地投入其中。中医学的角度看，平时体质虚弱，疲劳，汗出受邪都会出现痰饮内停、气血虚弱、气滞血瘀。小雨从事动画设计这种创造性工作，需要耗费大量的精力与脑力，加上她自我感觉身体非常健康，饮食上又不是非常注重，不懂得保养心肾，所以心情极大的影响身体健康，从而引起心悸。若是小雨继续这样的生活习惯，必然会出大事的。

我为小雨开了一个调理心肾的方子：将鸡蛋2个煮熟，将蛋黄取出来放在勺子上，用火烤直到出现蛋黄油，加少许水饮服，每天最好服用两次。鸡蛋是日常生活中比较常见的养护心神的食物，但凡体虚生病的人大多是都会选择食用鸡蛋补养身体。尤其是蛋黄，性甘平，滋阴养血，润燥熄风，在《本草便读》当中记载，鸡蛋有"入心肺，凝神定魂"的功效，补益养心。

半个月之后，小雨到我这里复诊，说她夜间心脏平缓了很多，也听不到"砰砰"的声音了，最近睡眠质量都很好，感觉人比以前精神多了。不过小雨表示，制作蛋黄油实在是有些麻烦，她问我是否有一些简便的方法。于是，我向她推荐了一道莲子汤。取莲子适量，去皮去心，煮熟后食用。莲子的主要作用是补心、益肾、补脾，在《本草备要》中记载，莲子能"清心除烦"，在《本草纲目》之中称其可"交心肾，固精气，强筋骨，补虚损"。在药理实验当中证明，莲子含有莲心碱等多种生物碱和苷类，而莲心碱最为著名的作用就是降压、强心，可以安神强心。

小麦、大枣和甘草同样对心悸有很好的治疗作用。小麦50克，大枣15个，甘草10克，水煎之后去除渣滓，代茶饮。在《本草再新》中谈到小麦"养心、益肾、和血、健脾"，在安神养心、益肾补虚方面有非常好的作用。大枣能够益气补中，"疗心下悬"的功效，且大枣可以提到人的免疫能力，保护肝脏，大枣之中丰富的芦丁和维生素P，对于人体的毛细血管以及心血管有保护作用。在《本草正》之中将甘草称之为"得中和之性，有调补之功"，临床上主要用于气短乏力、中气不足，心悸怔忡等疾病。患有心悸疾病的病人特别要调节人的情绪，防止喜怒哀乐等七情泛滥；注意休息，尽量少吃动物油性食物，少吃咸辣，最好戒掉烟酒少喝茶；多吃清淡、易消化的食物；多散步，加强锻炼，可以散散步，打打太极拳；如果情况严重了，要配合医院的治疗方案，以防病情加重。

## 精神紧张犯头痛，大蒜捣汁放入鼻内

紧张性头疼也被称之为肌收缩性头痛，是双侧枕部或全头部紧缩性压迫性头痛，是生活中比较常见的一种头疼病，一般多出现成年人身上。尤其是现代社会，人们的内心压力巨大，较为容易抑郁、焦虑，精神因素和肌肉紧张以及服用药物都极容易造成紧张性头疼。中医认为，头疼的产生是外感与内伤的共同作用下，导致脉络细急或失养导致的。

杨女士给我邮箱发了一封电子邮件，在信件中她说道，她的爱人是一家外企的总经理，平时的工作非常忙，但是生活比较有规律，杨女士对于爱人的饮食调理也是非常重视，她爱人的身体状况也一直不错。但是，最近公司筹备上市，所以她先生更忙了，而且都是将事情堆成一大堆，上市过程的方方面面又不能有差错，所以他承受着非常巨大的压力，情绪也不太好，每天回到家脸都拉得老长，不愿意说话。昨天，杨女士的爱人感觉自己头非常疼，但是又不去看医生，吃了一些止疼药物就去公司了。

根据杨女士叙述的情况，我感觉她先生患上了紧张性头疼。杨女士的爱人平时身体非常好，工作虽然忙，但是生活比较规律，饮食也是非常正常，主要是近期压力过大，影响了情绪，抑郁、焦虑导致头疼发作。止疼药虽然可以起到止疼作用，但长期服用损伤脏器，我给杨女士推荐了一个简便方子。

非常的简单，令人意想不到。只要大蒜一个，去皮以后捣烂取汁，让她的爱人抬头，点少许大蒜汁在鼻子里面，急嗅入脑，眼泪出来时头疼消失。大蒜性辛温，主要作用是解毒杀虫，在《名医别录》中记载，大蒜能够"散痈肿䘌疮，除风邪，杀毒气"。古代波斯人发现食用大蒜后可促进血液循环，大蒜制剂静脉滴注可以对隐球菌性脑膜炎起到治疗作用，效果非常明显。第二天，我便收到了杨女士的回信，说她在晚上的时候就将如此操作，止痛效果很好。

如果条件允许，大家不妨用僵蚕来对付紧张性头疼。将50克僵蚕研成碎碎的粉末，每次取6克，以开水冲调。僵蚕是蚕蛾科昆虫家蚕的幼虫感染或人工接种白僵菌而致死的干燥体，味咸，性辛平，可以入肝、肺、胃三经。僵蚕可以化痰散结、祛风定惊的功效，经常被用于咽喉肿痛、惊风抽搐、颌下淋巴结炎、面神经麻痹等疾病。

还有一个外用的方子非常有效：取一两花椒，水煎之后用来清洗头发。花椒味辛，性温，归胃、脾、肾经，主要作用是止痛温中，杀虫止痒。在《本草纲目》上称其为纯阳之物，能治疗风寒、散寒除湿。

患有紧张性头疼的病人首先要做的就是缓解心情，给自己减压。无论是生活还是工作的压力，都极容易出现紧张性头疼，保持心情的愉快才能从根本上防病治病。日常时候多泡泡脚，听舒缓的音乐，多做身体放松的运作，练习瑜伽呼吸也是不错的缓解方法，可以减轻焦虑情绪，稳定自主神经系统。此外，必须要保证睡眠的规律性，不要日夜不分的工作，要定时入睡，这样才能养好精神。

## 大枣黑豆配黄芪，虚汗多汗全消失

出汗，是一种非常常见的生理现象，但多汗则是身体出现疾病的预兆，如自汗、盗汗等。自汗是一种不因天气炎热、劳累活动及穿衣过暖以及服用发散药物等因素而出汗的表现。盗汗一般为入睡之后出汗，醒来以后汗也随之停止的现象。

袁女士因为"出汗问题"向我咨询，她自己叙述说自己两个月她一直出汗，天气已经是极为凉爽了，却还是挥汗如雨，稍做活动则加剧，而且晚上有非常严重的盗汗症状。特别是近来一周，每次大汗淋漓之后都会感觉到胸闷心慌。

袁女士今年不过四十多岁，不久之前被提拔成公司的策划总监，每天不是忙着各种策划方案的制订和撰写，就是在拟定公司会议的章程，工作节奏非常快，不要说是正常的锻炼，连正常的吃饭、睡眠都被打乱了。因此，袁女士的生活习惯非常不科学，经常体力透支，往往是强忍精神工作，气色越来越差，皱纹也多了起来。在《素问·生气通天论》中记载："汗出偏沮，使人偏枯。"与袁女士的症状非常相符。

了解到这些后，我感觉袁女士是气虚的表现。因为长期过度劳累，日常饮食和作息不规律，加之最近承受非常巨大的压力，精神紧张焦虑，极容易造成体力与脑力的共同失衡。如果这个时候身体得不到休息，就会造成体内气血偏衰。从而出现袁女士上述的症状。现代医学认为交感神经和副交感神经的功能性紊乱都会导致人体汗液大量流出体外，而袁女士长期坐办公室，其神经、脊髓等方面都出现非常严重的问题，出现自汗和盗汗是极为正常的生理反应。

虽然这些症状可以通过药物进行调节，但是目前的关键是调养身体。由于袁女士的工作环境以及工作状态，又没有时间熬中药进行治疗，于是我为袁女士开了一个惯用的方子：黑豆50克，大枣20枚，黄芪30克，加水不用太多，武火开锅后以文火熬30分钟，倒出药汁；重新放入水液重新熬制，将两次使用的药汁进行混合，约有1碗的样子。这是一天服用的剂量，10天为1个疗程。

大枣可以滋补气血是人人都知道的情况，能健脾和胃，当中含有丰富的蛋白质、糖类、脂肪、胡萝卜素、各种维生素以及钙、磷、铁和环磷酸腺苷等营养成分，可以消除身体疲劳、增加心肌收缩力，是倦怠无力、气血缺失的良药。

黑豆当中也有很多的营养成分，其中最为主要的功效就是健脾止汗、滋阴补肾。黄芪是经常可以用到的药材，在《本草备要》中记载："（黄芪）生用固表，无汗能发，有汗能止……"所以说，黄芪是固表止汗、补气益中的良药。

袁女士回去之后就用这个办法进行调理，一个多月后再见到她时，气色明显红润有光泽了，面色红润，精神矍铄。袁女士说，她自汗的症状几乎已经消失了，精力非常旺盛，有的时候工作很长时间也不感觉疲惫。她现在仍然继续使用这个方子，能够将身体彻底调养好。

此外，患者还可以选择另外一个方法：大枣10枚，乌梅7克，浮小麦15克，用纱布包好煎煮，加糖调服。每日1次，半个月为一个疗程。乌梅的作用是解除疲劳，去烦躁，在《本草求原》中记载它可以治疗自汗、燥咽干等疾病；浮小麦则可以止汗、除虚热。

多汗与神经系统是相关联的，在调养的过程中也应该注意对高血脂、动脉硬化、颈椎病、冠心病等相应疾病及时预防。饮食要合理，低脂肪、少盐、低胆固醇，多吃一些水果蔬菜，戒除烟酒等。